服薬コンプライアンス向上を目指して

粒が小さい細粒剤

クラシエ KB2スティック

1日2回の漢方※1

飲みやすさに配慮した

スティック包装

賦形剤を少なくしエキスの含有率を高めた製剤※2

湯剤を目指した抽出方法を選択

85.4%の方が

1日2回製剤が良い※3 と回答1)

生薬の配合量と種類に着目

小さな飲み口※4 こだわりの品質

1日2回の漢方KB2

暮らしに寄り添う漢方

JN073702

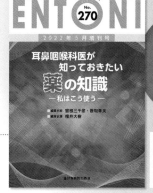

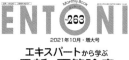
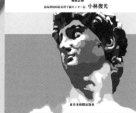

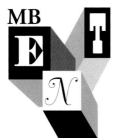

編集企画にあたって……

　この度，漢方治療を究める，と題して特集を組みました．

　耳鼻咽喉科領域は，漢方治療が益々使われるようになっています．その有効性が，未知の部分が多くはありながらも，耳鼻咽喉科領域の多彩な症状に効果的であることが知られてきたからだと思います．最近では，臨床研究や症例報告により，エビデンスが確立されてきました（白井先生ご担当の項をご参照ください）．私は，10年間の金沢大学附属病院勤務時には，耳鼻咽喉科の外来で漢方外来が設けられていたことから，それまでには経験したことがないような症状に多く出会いました．漢方医学的の診断で治療を行う中で，耳鼻咽喉科領域での漢方治療の有効性の高さに驚きました．30年以上治らなかった舌痛症が2週間で改善して，紹介元の耳鼻咽喉科の先生に驚かれたことを思い出します．耳鼻咽喉科で対象となる頭頸部は，漢方医学的には気の上衝（気逆）や気の鬱滞（気鬱）の状態が関連している症状が多くみられます．また，耳鼻咽喉科領域は，口渇や咽喉乾燥感などが原因となっている症状では，漢方医学の「陰虚」の概念は非常に重要です．どちらも，漢方治療が得意とする領域です．

　このシリーズは，耳鼻咽喉科臨床にとにかく役立つことに重点を置いて企画しました．そのため，漢方治療としては，異なった概念や考え方をしている先生方で，耳鼻咽喉科の臨床においては漢方治療で効果を上げている方や，漢方医学的基礎知識と経験が豊富な先生方に執筆をお願いしました．各稿を読む際には，最初に各先生がどのような概念で記載されているかをご理解いただければと思います．特に虚実は，昭和初期の日本漢方ではわかりやすくするために「体力」と定義しているので，体力中等度などの表現があります．本来は，虚実は治療と結びついており，虚に対しては補法，実に対しては瀉法を行います．そのため，虚実錯雑証という，補法も瀉法も行わねばならない病態にしばしば遭遇します．この点が最も注意しなくてはならない概念の相違です（詳しくは，河原先生担当の項をご参照ください）．

　中田先生の稿では，漢方専門医である耳鼻咽喉科医として，漢方医学を診療に活かす基礎知識の大切さやコツが記載されています．三谷先生には，耳鼻咽喉科医が最も行いやすい漢方医学診察である舌診についてお願いしました．舌診だけでも，かなり多くの情報が得られることが理解できるとともに，医師として患者ではなく病人を診るという三谷先生の姿勢がわかります．そのほかの各論では，各先生の得意分野についてお願いしました．各先生の臨床におけるポイントをお願いしていますので，実臨床に役立つと確信しています．読者の皆さんの臨床に役立つことを心から願っています．

　2024年4月

小川恵子

KEY WORDS INDEX

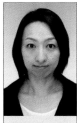

呉　明美
（おお　みょんみ）

2001年　福井医科大学卒業
　　　　同大学耳鼻咽喉科入局
2003年　大阪医科大学耳鼻咽喉科, 臨床助手
2004年　福井大学耳鼻咽喉科・頭頸部外科
2009年　同大学大学院修了
2011年　同大学耳鼻咽喉科・頭頸部外科
2020年　日本東洋医学会認定, 漢方専門医

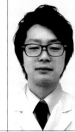

河原　章浩
（かわはら　あきひろ）

2012年　埼玉医科大学卒業
2014年　広島大学総合内科・診療科入局
2015年　広島市立病院機構安佐市民病院
2016年　国家公務員共済組合連合会吉島病院 医療法人坪田内科
2017年　広島大学総合内科・診療科
2019年　同, 助教
2022年　同大学大学院博士課程修了
2023年　同大学病院漢方診療センター, 助教

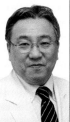

中田　誠一
（なかた　せいいち）

1989年　高知医科大学卒業
1991年　名古屋大学医学部耳鼻咽喉科入局
1994年　米国ワシントン大学留学
1996年　名古屋大学医学部耳鼻咽喉科
2000年　同大学医学部附属病院耳鼻咽喉科, 助手
2004年　同, 講師
2010年　藤田保健衛生大学坂文種報徳會病院耳鼻咽喉科, 准教授
2015年　同, 教授
2018年　藤田医科大学ばんたね病院耳鼻咽喉科, 教授
2024年4月〜　名鉄病院耳鼻咽喉科/睡眠障害センター, センター長

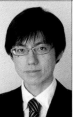

大田　重人
（おおた　しげと）

2002年　琉球大学卒業
　　　　同大学耳鼻咽喉科入局
2004年　沖縄県立中部病院耳鼻咽喉科
2007年　兵庫医科大学大学院国内留学修了
2009年　琉球大学大学院修了
　　　　同大学耳鼻咽喉科, 助教
2011年　兵庫医科大学耳鼻咽喉科, 助教
2015年　同, 講師

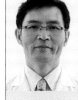

五島　史行
（ごとう　ふみゆき）

1994年　慶應義塾大学卒業
　　　　同大学耳鼻咽喉科入局
1999年　ドイツ, ミュンヘン大学生理学教室留学
2001年　東京慈恵会医科大学生理学教室国内留学
2002年　慶應義塾大学医学部, 助手
2004年　日本大学板橋病院心療内科, 研究員
2007年　慶應義塾大学医学部, 客員講師
2008年　日野市立病院耳鼻咽喉科, 部長
2014年　独立行政法人国立病院機構東京医療センター聴覚平衡覚障害平衡覚障害室, 室長
2018年　東海大学耳鼻咽喉科, 准教授

丸山　裕美子
（まるやま　ゆみこ）

1993年　金沢大学卒業
　　　　同大学耳鼻咽喉科入局
1998年　黒部市民病院耳鼻咽喉科
2003年　同, 医長
2009年　同, 部長
2013年　同, 感染対策室長（兼務）
2016年　金沢大学, 臨床准教授
2020年　黒部市民病院, 医療安全主任部長（兼務）
2023年　同, 医療局長（兼務）

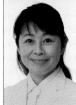

小川　恵子
（おがわ　けいこ）

1997年　名古屋大学卒業
　　　　名古屋第一赤十字病院にて外科研修
2002年　名古屋大学医学部小児外科, 非常勤医員
2004年　名古屋第二赤十字病院小児外科
2005年　あいち小児保健医療総合センター, 医長
2006年　あきば伝統医学クリニック, 常勤医長
2007年　千葉大学医学部附属病院和漢診療科, 医員
2011年　金沢大学附属病院耳鼻咽喉科・頭頸部外科和漢診療外来, 特任准教授
2015年　同, 漢方医学科
2017年　天津中医薬大学, 客員教授
2021年　広島大学病院総合内科・総合診療科漢方診療センター, 特任教授
2022年　同病院漢方診療センター, 教授

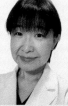
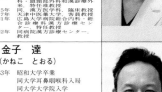

白井　明子
（しらい　あきこ）

1996年　金沢大学卒業
　　　　同大学耳鼻咽喉科入局
1997年　富山市民病院耳鼻咽喉科
1998年　金沢大学耳鼻咽喉科
2003年　同大学大学院修了
2004年　小森耳鼻咽喉科医院
2017年　金沢大学附属病院漢方医学科
2021年　同病院耳鼻咽喉科・頭頸部外科

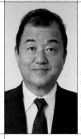

三谷　和男
（みたに　かずお）

1983年　鳥取大学卒業
　　　　大阪大学大学院医学研究科博士課程
1986年　和歌山県立医科大学神経病研究部（現, 脳神経内科学）入局
1992年　同, 博士研究員
1993年　木津川厚生会加賀病院入局
2003年　京都府立医科大学東洋医学講座, 助教授
2007年　同, 准教授
　　　　三谷ファミリークリニック開設
2009年　京都府立医科大学漢方外来, 特任教授
2014年　奈良県立医科大学大和医学衛学センター, 副センター長・特任教授
2021年　京都府立医科大学総合医療学教育学教室（漢方外来）, 特任教授

金子　達
（かねこ　とおる）

1983年　昭和大学卒業
　　　　同大学耳鼻咽喉科入局
　　　　同大学大学院入学
1987年　同大学大学院修了
1990年　同大学医学部, 助手
1994年　同大学耳鼻咽喉科, 専任講師
1998年　同, 兼任講師
　　　　金子耳鼻咽喉科, 副院長
2008年　金子耳鼻咽喉科クリニック, 院長
2013年　日本東洋医学会関東甲信越支部栃木県部会, 会長

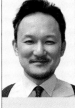

髙村　光幸
（たかむら　みつゆき）

2000年　三重大学卒業
　　　　同大学小児科入局
2005年　同大学病院病理部にて外科病理, 小児病理に従事
2007年　同大学大学院医学系研究科産業医学プロジェクト研究室, 助教
2010年　同大学病院漢方外来担当医師（兼務）
2012年　同, 助教
2022年　同大学病院漢方医学センター長（講師）
2023年　同, 病院准教授（漢方指導医）・小児科専門医

WRITERS FILE ライターズファイル（50音順）

CONTENTS 漢方治療を究める

編集企画／小川恵子
広島大学病院
漢方診療センター教授

Monthly Book ENTONI　No. 297/2024. 5　目次

編集主幹／曾根三千彦　香取幸夫

【ENTONI® (エントーニ)】
ENTONIとは「ENT」(英語のear, nose and throat：耳鼻咽喉
科)にイタリア語の接尾辞 ONE の複数形を表す ONI をつけ，
耳鼻咽喉科領域を専門とする人々を示す造語.

好評

\小児の/ 睡眠呼吸障害 マニュアル 第2版

編集　宮崎総一郎（中部大学生命健康科学研究所特任教授）
　　　千葉伸太郎（太田総合病院附属睡眠科学センター所長）
　　　中田　誠一（藤田医科大学耳鼻咽喉科・睡眠呼吸学講座教授）

2020年10月発行　B5判　334頁　定価7,920円（本体7,200円＋税）

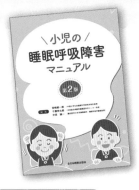

2012年に刊行し、大好評のロングセラーがグレードアップして登場！

睡眠の専門医はもちろんのこと、それ以外の医師、
研修医や看護師、睡眠検査技師、保健師など、
幅広い医療従事者へ向けた「すぐに役立つ知識」が満載。
最新の研究成果と知見を盛り込んだ、
まさに決定版といえる一冊です！

CONTENTS

全日本病院出版会

〒113-0033 東京都文京区本郷3-16-4　Tel：03-5689-5989
www.zenniti.com　　　　　　　　　　　Fax：03-5689-8030

MB ENT, 297：1-8, 2024

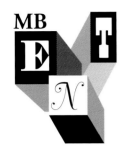

◆特集・漢方治療を究める

耳鼻咽喉科に漢方医学を
どう活かすか？

中田誠一*

Abstract 症状に対し，それに対応する漢方薬処方という1対1対応では漢方薬処方の妙味は得られない．そこから脱却するためには ① 漢方の入門書で「証」「陰陽」「寒熱」「虚実」「表裏」「気血水」「六病位」「四診」あたりの基礎概念を知り，基本的な方剤処方を覚える．② 方剤の元になっている生薬が，それぞれ気血水のどのグループに属するかを覚えて，基本的な方剤がどのような方向で効いているかを理解する．③ さらに，興味が出てくればやさしく書かれた別の参考書で理解を深めたうえで，自分の処方のレパートリーを増やし試行錯誤を重ねる．④ そうすれば，どうしても舌診，腹診にも興味が出始めて，さらに勉強し処方決定のプロセスにより深みが出る．⑤ その先には漢方専門医という道もある．というようなことを記載した．

Key words 漢方薬(Kampo medicine)，気血水(qi, blood and fluid)，舌診(tongue inspection)，腹診(abdominal examination)

はじめに

症状に対し，それに対応する漢方薬処方という1対1対応では漢方薬処方の妙味は得られない．世間ではたとえば，耳鼻咽喉科医としては「耳管開放症には加味帰脾湯」「味覚障害には当帰芍薬散」「老人性の声帯に polyp などの腫瘤所見がない嗄声には補中益気湯」などの1対1対応がある．これらには病態生理的なものが確かにあり，使用するとかなりの確率で患者から「あの漢方薬，なんとなく効いています」と言われることがあると思う．ただこのような西洋薬を出すパターンと同じ使い方をしていると漢方としての本当の面白さは引き出してこない．耳鼻咽喉科医が漢方薬を処方する楽しさを知るには，下記の事項を知る必要がある．

やさしい入門編の参考書で基本を知ること

たとえば，漢方を初めて学ぶ医学部の学生用ではあるが「基本がわかる漢方医学講義」[1)]や寺澤捷年氏が書かれた「JJN ブックス　絵でみる和漢診療学」[2)]などで耳鼻咽喉科医の先生も基礎を固めること．これなくしては1対1対応からはずっと脱却できず漢方処方の妙味を知ることはできない．そこでまず知らなければいけないのは「証」「陰陽」「寒熱」「虚実」「表裏」「気血水」「六病位」「四診」あたりだと思う．漢方が食わず嫌いの人は漢方の初めの理論が西洋医学とあまりに違い，かつそれが証明されたものではないので自ら勉強されるのをやめてしまう傾向がある．私も初めは漢方に対してある種の疑念を感じていた．確かに五臓の「肝，心，脾，肺，腎」にて，その肝は「肝は血を蔵す」までは西洋医学でも理解可能であるが，「肝は思惟の中枢」といわれても理解不能である．そのうえ，肝の機能が滞ると「肝気鬱結」という肝のある機能が失調してため息，イライラがつのるという症状を引き起こすとなるとますますわからなくなる．しかし，これも初めは西洋医学

* Nakata Seiichi, 〒 454-8509 愛知県名古屋市中川区尾頭橋 3-6-10　藤田医科大学ばんたね病院耳鼻咽喉科・睡眠呼吸学講座，教授

でいう肝臓というより「肝」というバーチャル臓器と考えると，肝臓は血液を蔵する器官なのでその血流の流れが滞ると気にも影響するのかな，という理解に自然にたどり着くようになる．また「気」って何よ，よくわからない…というのももっともな話である．しかし，色々な本で勉強を進めていると「気」をつかさどる多くの生薬が消化管の活動を動かす薬であることがわかる．遠い昔，中国の漢の時代は抗生剤や点滴などはない．感染症などに罹り，食べられなくなるということは，すなわち死を意味した．そのとき生きる気の力，すなわち気力を出すためには消化管を動かす必要があった．そのため「気」の生薬は消化管を動かす薬が多いのである．また，体重を減量したとき，なにか自分の生きるエネルギーが落ちたような気はしなかっただろうか？（筆者はその経験がある）このように「気」は生きるための生気と密接に関連していると考える．補中益気湯はその「気」の代表的な方剤である．さらに，漢方で面白いのは，その人が暑がりなのか寒がりなのか？ 身体が潤っているのか？ 乾燥しているのか？ などでも方剤の処方が違ってくることである．筆者が40歳後半頃に漢方の勉強を始めたころ，妙に疲れやすく，齢のせいかな？ と思えた時期があり勝手に自分で「八味地黄丸」を飲んでみたが全く症状はよくならなかった．そのことを漢方の専門家に漢方に対して批判交じりにつぶやいたところ，その人から「あなたはお風呂に入ったとき体が熱くなってすぐ出るほうですか？ それともじっくりお風呂のお湯につかるほうですか？」と聞かれ「すぐお風呂から出るほうです」と答えると「それじゃあ，六味丸を試してみればいいですよ」と言われ，半信半疑で「六味丸」を飲むと，本当に驚いたことに体から力が漲るとはこのことか！というような状態になり，体が暑がりと寒がりでこうも漢方の効きが違うのか！ということを自分の身体で知ることとなった．また，筆者が漢方に興味をもち始めたころ，大学病院からの代務先病院の診療にて80歳台の妙に元気がなく，痰や咳があり，のど

の違和感もある患者に，その頃は1対1対応で「のどのつまり感は半夏厚朴湯」ということで，その漢方を処方した．1週間後，その患者が来た時に顔の表情は一変し気が漲るように元気になり，「痰や咳，のどの違和感が消えました」と嬉しそうな表情で話されたという経験は漢方にのめり込む一因ともなった．

生薬の気血水に入る
代表的な生薬のグループを押さえよ

たとえば，気ならば人参，黄耆，蒼朮，白朮，茯苓，半夏，厚朴，陳皮，蘇葉，枳実，呉茱萸，血ならば当帰，地黄，芍薬，阿膠，何首烏，遠志，川芎，牡丹皮，桃仁，紅花，水ならば蒼朮，白朮，茯苓，猪苓，沢瀉，生姜，半夏，陳皮，麻黄，桂皮，薏苡仁，黄耆である．

このようなところを頭に入れれば，たとえば耳鼻咽喉科で「喉のつかえ感」で出す半夏厚朴湯は半夏，厚朴，蘇葉と上気道の利気剤があり水分調節をすることで気にも効く茯苓が加わり，体を温めながら健胃作用のある生姜（ショウガの生を干したもの）が入っていて，気に強く作用しているのがわかる．また，メニエール病でイソバイドが効かない，または飲めないときに出す五苓散は猪苓，茯苓，白朮，沢瀉，桂枝とすべて水を司る生薬のラインナップである．このようなところからその出す方剤が何に効かそうとしているのかがわかれば漢方への理解が深まり，処方するのに深みが出てくる．これらのよい教材としては中医学的な要素が入るが「図説　漢方処方の構成と適用」[3]にしっかり書かれている．また，それぞれの方剤は何の生薬で構成されているかに感しては「腹証図解　漢方常用処方解説」[4]はお勧めである．

その後の勉強法

前述のことを独自で学ばれれば，次には別な角度から漢方に対して優しく解説している本をお勧めしたい．たとえば，「ジェネラリストのためのメンタル漢方入門」[5]，「Dr. 浅岡の本当にわかる漢方

表 1. 舌診の観察項目

舌質		舌表面(舌背)	舌裏面
	色調	淡白：寒証 血虚 紅　：熱証 暗赤・紫：瘀血	**舌下静脈** 怒張：瘀血
	形態	萎縮(菲薄)：気虚または血虚 腫大・歯痕：水滞 気虚	

特殊例：鏡面舌
(萎縮・乾燥・無苔)：気血両虚・極虚

舌苔		
	色調	白：少陽病(乾燥)　陰病(湿潤) 　　水滞　寒証 黄：陽明病熱証
	乾湿	乾：陽証 湿：陰証
	厚薄	厚：水滞・熱証 薄：正常
	形態	斑状(地図)：気虚 無苔：気血両虚

(文献 1, p.56 より転載)

薬」[6]，「本当に明日から使える漢方薬」[7]などはお勧めである．これらを読み，実際の患者に実践し経験を積むことで，さらに漢方への理解が深まり患者への的確な漢方の処方的中率も上がると思われる．

耳鼻咽喉科医が漢方を学び始めるのによい症例

と言ってもなかなか処方に対しての 1 対 1 対応から抜け出すのによい患者は？　というと困ることが多いと思う．

たとえば，感染症，わかりやすくいうと風邪で副鼻腔炎や急性咽頭炎にて抗菌薬・鎮痛薬で熱や痛みは引いたが咳や体のだるさが残っている患者に対しての漢方の投薬は，耳鼻咽喉科的な症状以外での漢方処方を考えるのによい機会である．西洋薬は細菌性で鼻咽頭に炎症を起こし発熱しているといった時，抗菌薬で解熱・鎮痛というところまではよいのだが，抗菌薬投与後の病魔の身体へのストレスによる咳やだるさなどの残存に対して西洋薬は選択肢が非常に限られる．たとえば，鎮咳薬などは咳を止めるだけであって，弱った身体を治してくれるものではない．その点，漢方薬はツムラの方剤でみると少なく見積もっても 11 種類，気管支喘息系の咳止めを入れると 18 種類にもおよぶ．それらそれぞれに痰が多い，少ない，喘息がある，ない，虚である，実である，などにより処方選択は細かく分かれていく[8]．

そのように細かく分類して出した処方は効果を発揮することが多い．また，漢方はその患者が体力低下していればそれを補う，つまり体の状態を元に戻そうとする「補剤」の概念がある．弱った身体を元に戻しながら咳を止めるのである．これ

こそ漢方の目指す「本治」という概念の面目躍如である．たとえば，風邪をこじらせ急性咽頭炎になり抗菌薬で落ち着いた患者がまだ体がだるくて食欲もないということであれば，食欲や気力を上げるということで「補中益気湯」を処方してみるという，日頃の耳鼻咽喉科の発想から外れたところで処方してみるのである．患者から一味違う耳鼻咽喉科の医師として認識してもらえるであろう．

舌診，腹診のすすめ

四診のうちの望診である舌診や切診である腹診は漢方の 1 対 1 対応処方から抜け出すのに必要なツールである．舌診は，表 1[1]，および図 1[1]，図 2[1]のような基本病態を押えて，さらに興味がでれば「舌診アトラス手帳」[9]のようなもので処方を試されるのがよいかと思う．腹診については，腹を触ることについて初めは抵抗があるかもしれない．しかし，研修医の時の腹部診察を再び行うことと思えば特に抵抗はないと思われる．ただし，下腹部などかなり腰のラインまで腹部を露出させるので，特に異性の場合は看護師も横にいてもらい「どうしても漢方的な診察上，腹診が必要なので腹部を診させてください」と言って許可を求めれば問題ないと考える．腹診の仕方は図 3〜8[1]のようにまずは自分で始めてみるのも一法である．漢方専門医の先生がいれば直接教えていただいたり，ツムラの漢方研修会などではよく腹診の実践演習をやっていると思う．ぜひ参加していただき自分の診察法に加えてもらいたい．その際，図 4，図 6 で示すようにまずは会得してほしいのは胸脇苦満と下腹部圧痛である．それぞれ胸脇苦満は柴

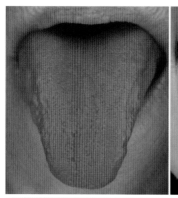 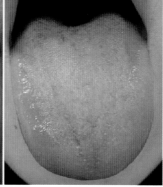 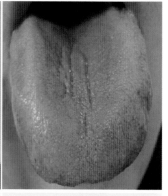

| a. 紅舌 | b. 淡紅舌 | c. 紫舌 |
| 熱証を示唆する所見 | （正常） | 瘀血を示唆する所見 |

写真提供：千葉大学 並木隆雄先生

図 1. 舌質の色調
（文献 1.　p. 56 より転載）

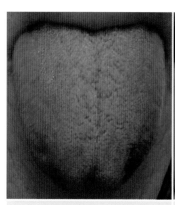 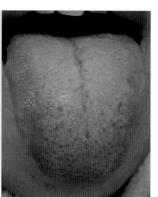

a. 白苔 かつ 薄苔	b. 黄苔 かつ 厚苔
	陽明病熱証，水滞を
	示唆する所見

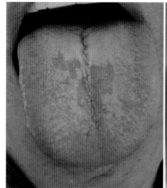 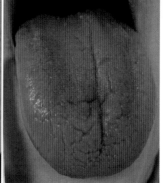

| c. 地図状舌(苔) | d. 無苔 亀裂 |
| 気虚を示唆する所見 | 気血両虚を示唆する所見 |

写真提供：千葉大学 並木隆雄先生

図 2. 舌苔の色調と形態
（文献 1.　p. 56 より転載）

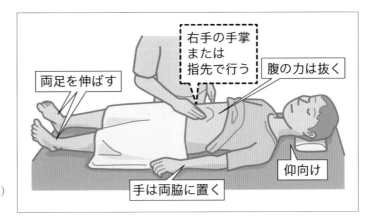

図 3.
腹診の行い方(1)
（文献 1. p.68 より転載.
イラスト：Y.M.design 山川宗夫）

右手の手掌
または
指先で行う

両足を伸ばす

腹の力は抜く

仰向け

手は両脇に置く

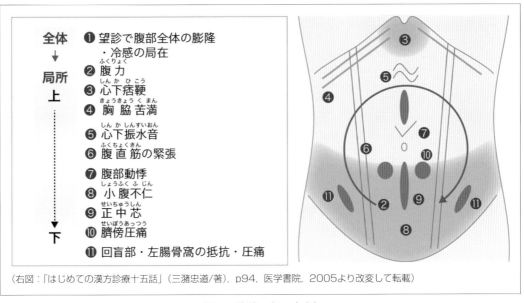

全体
↓
局所
上
↓
下

❶ 望診で腹部全体の膨隆
　・冷感の局在
❷ 腹 力（ふくりょく）
❸ 心下痞鞕（しんか ひこう）
❹ 胸 脇 苦 満（きょうきょう く まん）
❺ 心下振水音（しんか しんすいおん）
❻ 腹 直 筋 の 緊 張（ふくちょくきん）
❼ 腹部動悸
❽ 小 腹 不 仁（しょうふく ふ じん）
❾ 正 中 芯（せいちゅうしん）
❿ 臍傍圧痛（せいぼうあっつう）
⓫ 回盲部・左腸骨窩の抵抗・圧痛

（右図：「はじめての漢方診療十五話」（三潴忠道/著）, p94. 医学書院, 2005より改変して転載）

図 4. 腹診の行い方(2)
（文献 1. p.68 より転載）

胡剤, 下腹部圧痛は駆瘀血剤（おけつ）を使う大事な指標になりうる. このあたりが処方する考えに加われば, ぐっと処方の選択もより患者の症状に適したところとなりうる. なお, ここで注意していただきたいのは, この腹診は日本漢方独特であり, 本場の中国や韓国では行っていない. ここで今述べた中国はどのようになっているか？ というと, 日本漢方の源である中国の古代からの医学は日本とは別の発展をしており, それを日本からみた言い方だと「中医学」と呼ぶ.「中医学」の診療は中医師という中国国家資格を有する医師が行う. 日本で「中医学」の資格を取ろうとすると, 中国政府が認定している「国際中医専門員」という中医師と同等の知識を有する認定資格がある. 現在,

中国の中医学は西洋医学の影響を受け, 中医内科, 中医外科, 中医婦人科, 中医小児科などに細かく分類され, 専門が分かれていることが特徴である. さらに, 中国では西洋医学を志向する病院でも, 中医学を志向する病院でも, その両方の専門家や施設をもつことが多いため, 日本の医療現場に比べると, はるかに西洋医学と中医学が同格で融合している感じであると聞く. また, お隣の韓国では日本漢方と同じように源は中国の古代からの医学を基礎としているが, そこから韓国独自の発展を遂げ今はそれを「韓医学」と呼ぶ. 中国, 韓国ともにそれぞれにこの「中医学」「漢医学」を学びたければ西洋医学とは別の「中医学」「韓医学」を学ぶための大学に進学しなければならない.

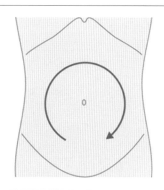
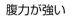
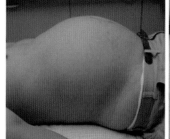
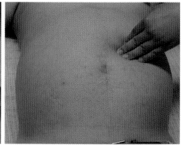
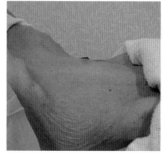
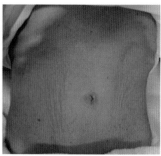

腹力が強い

腹力が弱い

腹力

腹壁の緊張（弾力）
- 右回り（または左回り）の
  一方向でみていく＊
- 腹力の強さで虚実を診断
- 腹直筋が緊張しているときは，
  臍高やや上の両側腹部が大事

＊左回りは不快に感じる人もいるので注意

（左上図：「はじめての漢方診療十五話」（三潴忠道/著），p96，医学書院，2005より改変して転載）
（腹力の写真提供：千葉大学 並木隆雄先生）

図 5. 代表の腹診所見(1)
（文献 1．p.68 より転載）

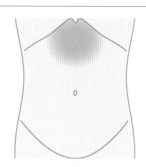
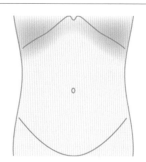
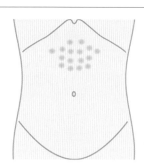
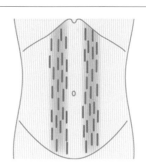

しん か ひ こう	きょうきょう く まん	しん か しんすいおん	
a. 心下痞硬	**b. 胸脇苦満**	**c. 心下振水音**	**d. 腹直筋緊張**
・心窩部がつかえるという 自覚症状，同部位の抵抗・ 圧痛 ・水滞を示唆する所見	・両側もしくは片側の季肋 部辺縁を中心に出現する 抵抗・圧痛 ・気滞を示唆する所見	・上腹部（剣状突起と臍の間） の腹壁を軽く叩くとピチャ ピチャと音がする所見 ・水滞を示唆する所見	・腹直筋が緊張した状態． 腹皮拘急ともいう ・血虚を示唆する所見

「学生のための漢方医学テキスト」（日本東洋医学会学術教育委員会/編），pp. 32-34，南江堂，2007 および
日本東洋医学会ホームページ（http://www.jsom.or.jp/universally/examination/sessin.html）を参考に作成

図 6. 代表の腹診所見(2)
（文献 1．p.70 より転載．イラスト：Y.M.design 山川宗夫）

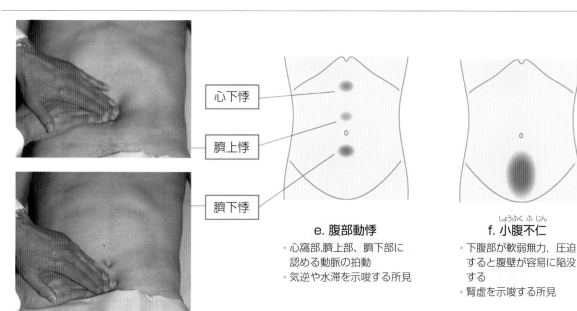

心下悸

臍上悸

臍下悸

e. 腹部動悸
- 心窩部, 臍上部, 臍下部に
  認める動脈の拍動
- 気逆や水滞を示唆する所見

f. 小腹不仁
（しょうふく ふ じん）
- 下腹部が軟弱無力, 圧迫
  すると腹壁が容易に陥没
  する
- 腎虚を示唆する所見

「学生のための漢方医学テキスト」（日本東洋医学会学術教育委員会/編）, pp.32-34, 南江堂, 2007 および
日本東洋医学会ホームページ（http://www.jsom.or.jp/universally/examination/sessin.html）を参考に作成
臍上悸・臍下悸の写真提供：福島県立医科大学　三潴忠道先生

図7. 代表の腹診所見(3)
（文献 1. p.70 より転載. イラスト：Y.M.design 山川宗夫）

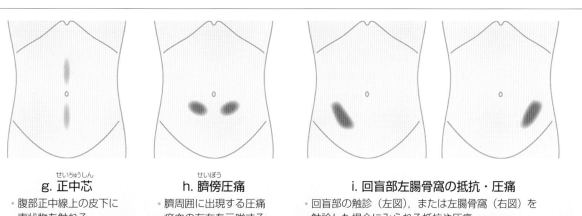

g. 正中芯
（せいちゅうしん）
- 腹部正中線上の皮下に
  索状物を触れる
- 虚証を示唆する所見

h. 臍傍圧痛
（せいぼう）
- 臍周囲に出現する圧痛
- 瘀血の存在を示唆する

i. 回盲部左腸骨窩の抵抗・圧痛
- 回盲部の触診（左図）, または左腸骨窩（右図）を
  触診した場合にみられる抵抗や圧痛
- 瘀血の存在を示唆する

「学生のための漢方医学テキスト」（日本東洋医学会学術教育委員会/編）, pp.32-34, 南江堂, 2007 および
日本東洋医学会ホームページ（http://www.jsom.or.jp/universally/examination/sessin.html）を参考に作成

図8. 代表の腹診所見(4)
（文献 1. p.70 より転載. イラスト：Y.M.design 山川宗夫）

「韓医学」を学ぶための韓医科大学入学は西洋医学を学ぶための医学部入学よりさらに難しいと聞く. そういう意味で日本では西洋医学を学ぶための医学部に入りながら, 西洋医学の一端として「東洋医学」の講義にて主に日本漢方を学べる機会があり, 独自にさらにその道を深めることは他国と比べてはるかに容易であり可能である. つまり, 日本では西洋医学の検査・診察・治療を基本としながら漢方の診療, 処方, 意欲があれば鍼灸などの治療を自分の診療体系として融合させることは本人の努力次第で可能である. まさに江戸時代の華岡青洲のように.

漢方専門医取得のすすめ

少し自分で勉強していくと専門医取得という希望も出てくるかもしれない．漢方専門医になるために必要なことは，まずは耳鼻咽喉科医であれば耳鼻咽喉科の専門医を取得していること．そのうえで東洋医学会に入り3年以上経過していること．さらに，漢方指導医のもとで臨床現場における研修(外来陪席(外来につくということ))を受け，検討会などを行い，症例数を経験することが必要である．その際，専攻医に対する研修手帳などが日本東洋医学会から手渡され日本耳鼻咽喉科専門医を取得するのと同じように必要な症例，受講する講義などを記録していくのである．この漢方指導医のもとでの指導というところは確かに難点であるが，同じ病院に漢方指導医がいる場合などは一度，相談にいかれるとよいと思う．そのような機会がないとしても本気で取るつもりなら東洋医学会のホームページをみて，その都道府県の漢方指導医を見つけて週1回休みの日に半日以上の陪席・研修を1年以上続ける覚悟があれば取得可能である．専門医の試験を受けるためには上記の証明書類とともにそれぞれ学んだ詳細な症例報告が必要である．試験は筆記試験が中心であり，耳鼻咽喉科専門医と同様，東洋医学専門医試験のための問題集が日本東洋医学会から出版されている．それらを解くとはっきりしてくるが，中医学の歴史，日本漢方の歴史への勉強とともにツムラでいうと134種類のエキス剤処方があるが，そのうちの半分くらいはその方剤の生薬組成を知っておかなければ問題が解けない．このようにしっかり勉強されて東洋医学専門医を取得するころにはもう立派な日本漢方さらに中医学を実践できる耳鼻咽喉科医になっていると思う．

参考文献

1) 日本漢方医学教育協議会：基本がわかる漢方医学講義．日本漢方医学教育協議会(編)：羊土社，2020.
   Summary 医学部生，パラメディカルおよび研修医がまずは漢方とは？ といったことを学ぶのに最適な本である．
2) 寺澤捷年：JJN ブックス 絵でみる和漢診療学．医学書院，1996.
   Summary 文献1と同様な形態であるが，絵や写真も多く文献1よりさらにわかりやすく説明している．
3) 森 雄材：図説 漢方処方の構成と適用 第2版．医歯薬出版，2004.
   Summary 中医学に基づき気血水，陰陽，寒熱などにわかれ，それぞれの証に対する方剤の処方構成が詳しく解説されている．
4) 髙山宏世：腹証図解 漢方常用処方解説 新訂21版．日本漢方振興会漢方三考塾，1996.
   Summary 漢方をしっかり勉強するために必要な本．通称「漢方の赤本」．それぞれの方剤処方の原典，腹診所見や生薬の構成などがしっかり解説されている．
5) 宮内倫也：ジェネラリストのためのメンタル漢方入門．日本医事新報社，2014.
6) 浅岡俊之：Dr. 浅岡の本当にわかる漢方薬．羊土社，2013.
7) 新見正則：本当に明日から使える漢方薬．新興医学出版社，2010.
8) 巽 浩一郎：呼吸器疾患 漢方治療のてびき 改訂版．協和企画，2010.
9) 松本克彦，寇 華勝：舌診アトラス手帳 メディカルユーコン，1994.

(これら参考文献は絶版等になっているものも多いが改訂，版を重ねているものも多く，Webなどで古書検索していただければ，だいたいお求めできるものかと思う)

MB ENT, 297：9-19, 2024

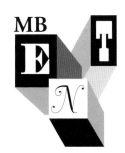

◆特集・漢方治療を究める

耳鼻咽喉科領域の漢方医学の エビデンス

白井明子*¹　吉崎智一*²

Abstract　現在活用されている漢方方剤は，長い年月をかけて十分な検証を積み重ねてきた実用的価値の高い薬剤であるが，現代医療においてはエビデンスの確立も必要とされ，漢方医学の重要な課題となっている．日本東洋医学会 EBM 特別委員会は，漢方治療エビデンスレポートとして各ランダム化比較試験の構造化抄録を集約し掲載しており，本稿では，その中から耳鼻咽喉科疾患に関連するものを抜粋した．また，漢方製剤の記載を含む診療ガイドラインに関しては，メニエール病，小児急性中耳炎，小児滲出性中耳炎，鼻アレルギー，嗅覚障害，嚥下障害，咳嗽・喀痰などの各診療ガイドラインに漢方薬に関する記載があり，反復性中耳炎に十全大補湯，アレルギー性鼻炎に小青竜湯，感冒後嗅覚障害に当帰芍薬散，咳嗽に麦門冬湯などが推奨されている．これらのエビデンスと漢方医学的診察による情報を総合的に判断し，適切な漢方方剤を選択することが重要であると考える．

Key words　漢方医学（Kampo medcine），エビデンス（evidence-based medicine），日本東洋医学会 EBM 委員会（Committee for EBM, The Japan Society for Oriental Medicine），漢方治療エビデンスレポート（Evidence Reports of Kampo Treatment：EKAT），漢方製剤の記載を含む診療ガイドライン（Clinical Practice Guidelines Containing Kampo Products in Japan：KCPG）

はじめに

　漢方医学は，5・6 世紀に中国より伝来した医学が日本の風土や日本人の体質に合わせて独自に発展を遂げた伝統医学である．現在活用されている漢方方剤は，生薬の多様な配合を試行し，有効性の低い方剤や副作用が強い方剤は淘汰されながら，長い年月をかけて受け継がれてきた実用的価値の高い方剤である．長いものでは約 2000 年の年月をかけて十分な検証が積み重ねられているが，現代医療においては異なる視点，すなわちランダム化比較試験（randomized controlled trial：RCT）が重要視される evidence-based medicine（EBM）からの検討も必要とされる．そこで本稿では，漢方医学の主要学会である日本東洋医学会におけるエビデンス確立のための取組みと耳鼻咽喉科領域における漢方治療のエビデンスについて述べる．

漢方治療エビデンスレポートと 漢方製剤の記載を含む診療ガイドライン

　日本東洋医学会では，漢方医学のエビデンス確立のために 2001 年に EBM 特別委員会を設立し，同委員会の website（https://www.jsom.or.jp/medical/ebm/index.html）において「漢方治療エビデンスレポート（Evidence Reports of Kampo Treatment：EKAT）」並びに「漢方製剤の記載を含む診療ガイドライン（Clinical Practice Guidelines Containing Kampo Products in Japan：KCPG）」を公開している．EKAT においては各 RCT の構造化抄録（structured abstract：SA）が 1 枚に集約し掲載され，KCPG においては，診療ガ

---

*¹ Shirai Akiko, 〒920-8641 石川県金沢市宝町 13-1　金沢大学附属病院耳鼻咽喉科・頭頸部外科
*² Yoshizaki Tomokazu, 同大学大学院医学系研究科耳鼻咽喉科・頭頸部外科，教授

イドラインにおける漢方製剤の記載を検索することが可能である.

EKAT のプロトタイプは 2001 年に始まり，2023 年 11 月初旬の時点において，web 上では漢方治療エビデンスレポート 2022（EKAT 2022）が掲載されており，次回の EKAT は全面改訂が予定されている．選択された論文は以下の 3 つの基準，① 日本で漢方処方として製剤販売承認を受けている漢方製剤（エキス剤および丸剤）を用いているもの，② RCT，準 RCT（quasi-RCT），クロスオーバー試験およびメタアナリシス，③ 1986 年以後に発表されたものを満たすものとされる．なお，1986 年以後とされるのは，漢方エキス製剤の均質性，再現性が高くなった時期とするためである．また，検索に用いられたデータベースは The Cochrane Central Register of Controlled Trials（CENTRAL），医学中央雑誌（医中誌）web，日本漢方生薬製剤協会（日漢協）提供データベースの 3 つである．一方，KCPG は「東邦大学・医中誌　診療ガイドライン情報データベース」の website（https://guideline.jamas.or.jp/）にリスト化されている CPG を対象として作成されている.

まず，EKAT の中から耳鼻咽喉科領域に関連する論文を表 1 にまとめた．また，KCPG より耳鼻咽喉科領域に関連する内容を表 2 に記載した．詳細は日本東洋医学会 EBM 委員会の website を参照されたい.

耳鼻咽喉科領域における漢方治療のエビデンス

次に耳鼻咽喉科疾患の領域別の漢方治療のエビデンスについて述べる.

1．耳科領域でのエビデンス

1）メニエール病

メニエール病・遅発性内リンパ水腫診療ガイドライン 2020 年版には，メニエール病間歇期の治療において，保存的治療の薬物療法の一つに漢方薬の記載がある[1]．薬剤名は記載されていないが，一般にメニエール病の治療には五苓散や柴苓湯が使用されることが多い．水チャネルであるアクアポリン（AQP）の異常が内リンパ水腫の原因の一つとして考えられているが，五苓散は AQP の調節作用を有することが報告されており[18]，メニエール病への効果が期待される．また，柴苓湯は五苓散と小柴胡湯の合方であり，五苓散の水分代謝調節作用に加えて抗炎症作用を有する方剤として，メニエール病をはじめ多様な疾患に応用されている．なお，柴苓湯は動物実験により，視床下部からの副腎皮質刺激ホルモン放出因子（CRF）を促進し，下垂体前葉の副腎皮質刺激ホルモン（ACTH）前駆体であるプロオピオメラノコルチン（POMC）mRNA 発現を増加させることにより糖質コルチコイド分泌を増加させること[19]やステロイドの副作用である免疫複合体の除去能低下を回復させること[20]が報告されている.

2）急性低音障害型感音難聴

メニエール病と同様に内リンパ水腫が関連すると考えられる急性低音障害型感音難聴に対しても五苓散による臨床研究の報告がある．Okada らは急性低音障害型感音難聴 178 例を対象とした後ろ向きコホート研究において，五苓散とステロイドの併用群では，イソソルビド治療群，ステロイド治療群，五苓散治療群，ステロイド＋イソソルビド併用群，イソソルビト or 五苓散治療群と比較して改善率が有意に高く，相乗的な効果が得られた可能性を示唆している[5].

3）反復性中耳炎

反復性中耳炎は 2 歳未満の免疫能の低い乳幼児に高頻度に認められ，このような乳幼児に免疫賦活・栄養状態改善作用のある補剤の一種である十全大補湯の有効性が報告されている．Maruyama らは，反復性中耳炎の乳幼児に十全大補湯を 3 か月間投与し，急性中耳炎罹患頻度の減少，発熱期間および抗菌薬投与期間の減少，救急外来受診回数の減少が観察され，その有効率を 95.2％と報告した[21]．さらに，Ito らは 6〜48 か月の反復性中耳炎児を対象に RCT を行い，十全大補湯非投与群の急性中耳炎罹患回数が 1.07±0.72 回/月だったのに対し，投与群では 0.61±0.54 回/月と有意に

表 1. 耳鼻咽喉科領域の構造化抄録作成論文リスト

Research Question	漢方処方名	論文	研究デザイン	要約
感染症				
補中益気湯の MRSA 定着・感染予防効果の評価	補中益気湯	関 知子，ほか：補中益気湯の MRSA 定着・感染予防効果の検証．漢方医学，23：196-197，1999.	RCT-envelope	結果：外傷例の補中益気湯投与群（補中益気湯 7.5 g を経口もしくは経鼻胃管にて第 3 病日より連日投与）で 7 人中 5 人（71.4%）と，投与群不投与群 11 人中 5 人（45.5%），非投与群にて MRSA 陽性が低い傾向を認めた．結論：補中益気湯の投与により MRSA 感染が予防できる可能性が示唆される．
マイコプラズマ気管支炎の咳嗽に対する麦門冬湯の有効性の評価	麦門冬湯	渡邊直至，ほか：マイコプラズマ気管支炎の咳嗽に対する麦門冬湯の有効性に関する検討．漢方医学，41：116-118，2017.	RCT-envelope	結果：臨床的にマイコプラズマ感染症の咳嗽に対する麦門冬湯投与群（麦門冬湯 500 mg，1 日 1 回投与，3 日間の治療が開始された患者 24 人において，咳嗽スコアは麦門冬湯投与群（2 週間内服 7 人）は 4 日後に，チペピジンとベズ酸塩投与群（2 週間内服 9 人）は 7 日後に，両方投与群に 2 週間内服した（いずれも P<0.05）．結論：マイコプラズマ気管支炎の咳嗽に対してマクロライド系抗菌薬に麦門冬湯を追加投与することは有効である．特に麦門冬湯と中枢性鎮咳薬の併用は従来の治療より速やかに咳嗽を軽減する．
癌				
化学療法による口内炎に対する半夏瀉心湯の臨床効果の検証	半夏瀉心湯	Matsuda C, et al：Double-blind, placebo-controlled, randomized phase II study of TJ-14(hangeshashinto)for infusional fluorinated-pyrimidine-based colorectal cancer chemotherapy-induced oral mucositis. Cancer Chemother Pharmacol, 76：97-103, 2015.	DB-RCT	結果：大腸癌に対してフッ化ピリミジン系がん剤の投与を受けた 93 人において，Grade 2 以上の口内炎発生率は半夏瀉心湯投与群（48.8%）とプラセボ群（67.4%）の間に有意差はなかったが，Grade 2 以上の口内炎の平均改善期間はプラセボ群（10.5 日）に比べて半夏瀉心湯群（5.5 日）が有意に短かった．結論：半夏瀉心湯はがん剤により誘発された Grade 2 以上の口内炎の改善を早めることから治療効果があると思われた．
スニチニブ投与に合併する口腔粘膜炎に対する半夏瀉心湯含嗽の評価	半夏瀉心湯	大岡均至：転移性腎癌症例へのスニチニブ投与に伴う口腔粘膜炎に対する半夏瀉心湯含嗽の有用性．日東医誌，69：1-6，2018.	RCT	結果：スニチニブ投与による治療群判定で stable disease 以上と判断され，治療中に口腔粘膜炎を発症した転移性腎癌症例 22 人において，Arm 1(半夏瀉心湯を 1 日 3 回食後 30 秒間含嗽し，その後 30 分飲食を控える 12 人)では治療前後で Karnofsky Performance Status(KPS)(P=0.046)，口内炎グレード(P=0.002)，患者自身の評価による摂食状況の変化(GSA)(P=0.002)は治療前に比較して改善．体重，アルブミン，ヘモグロビンに有意差はなかった．Arm 2(非投与群 10 人)では治療前に比較して，GSA(P=0.005)はいずれも有意に改善した．KPS(P=0.007)，体重(P=0.007)，アルブミン(P=0.005)，ヘモグロビン(P=0.005)は有意に低下した．結論：転移性腎癌症例のスニチニブ投与に伴う半夏瀉心湯含嗽は極めて有効である．
蜂蜜併用半夏瀉心湯エキス剤の終末期がん患者への口腔内不快事象の有効性と安全性の評価	半夏瀉心湯	村上敏史，ほか：終末期がん患者の口腔内不快事象に対する蜂蜜併用半夏瀉心湯含嗽の有効性の検討．Palliative Care Res, 14：159-167, 2019.	RCT-envelope	結果：がん治療後に口腔内不快事象を有する患者 20 人において，口腔内乾燥度は，Arm 1(半夏瀉心湯 2.5 g によるうがい 3～5 回 2 週間継続)，Arm 2(半夏瀉心湯 2.5 g と蜂蜜 5 g 混和物によるうがい 3～5 回を 2 週間継続)ともに開始時に比べて改善した(P<0.05)．口腔内不快感の程度については，Arm 1 が 9.7 日，Arm 2 が 6.7 日でうがい前に治まった(有意差なし)．口臭は，Arm 間での有意差を認めなかった．結論：終末期がん患者の口腔内不快事象に対して，半夏瀉心湯は口腔内乾燥度を改善し，呼気中の H_2S が減少した．蜂蜜併用では半夏瀉心湯内服が極めて有効である．
化学療法による口腔粘膜炎，縦隔照射時に生じる放射線粘膜炎に対する柴朴湯の治療効果の評価	半夏瀉心湯	Taira K, et al：The effect of Hange-shashinto on oral mucositis caused by induction chemotherapy in patients with head and neck cancer. Yonago Acta Medica, 63：183-187, 2020.	DB-RCT	結果：導入化学療法(TPF 療法)1 コース 14 日間，1 日 3 回，食後 30 分以上経過の後に 30 秒含嗽する．その後 30 分飲食を控える．Grade 2 以上の口腔粘膜炎(OM)持続期間は，Arm 2(プラセボ口腔洗浄液：2.5 g を 100 mL の水に溶解)にて含嗽実施の 8 人における Grade 2 以上の口腔洗浄液：2.5 g の乳糖を 100 mL の水に溶解して含嗽実施の 8 人より有意に短かった(1.3 日 vs 3.7 日．P=0.039)．Grade 2 以上の OM 発生率は，Arm 1 が 37.5%(3 人)，Arm 2 が 50.0%(4 人)で有意差なし．OM 持続期間，およびで化学療法に関連した有害事象の発生率には，Arm 間での有意差を認めなかった．結論：半夏瀉心湯は，頭頸部癌患者において 2 化学療法による口腔粘膜炎(Grade 2 以上)の持続期間を短縮する可能性がある．
頭頸部，縦隔照射時に生じる放射線粘膜炎に対する柴朴湯の障害の修復効果を評価	柴朴湯	斉藤吉弘，ほか：頭頸部ならびに縦隔照射時に出現する放射線粘膜炎に対するソム柴朴湯の効果．Bio-therapy, 6：1899-1906, 1992.	RCT	結果：頭頸部または縦隔に照射を発症し中咽頭癌，喉頭，口腔，上顎洞の扁平上皮癌，頸部リンパ腫，悪性リンパ節転移，肺癌，乳癌，中咽頭癌，食道癌などの頭頸部癌患者 51 人において，柴朴湯投与群 23 人，非投与群 31 人．有効例が 20 人で著効 6 人，有効 6 人，有効例が 10 人で，両群間に有意差を認めた(P<0.01)．結論：頭頸部，縦隔照射時に生じる放射線粘膜炎に対し，柴朴湯は修復効果がある可能性が示唆される．
精神・行動障害				
柴朴湯の咽喉頭異常感に対する有効性	柴朴湯	山際幹和，ほか：咽喉頭異常感を訴える頻度と治療効果．耳鼻臨床，83：1687-1692，1990.	RCT	結果：咽喉頭異常感と診断され治療され，副作用の出現を認める 494 人において，下記の含薬剤の効果判定が可能であった．Arm 1 73 人(ブラセボ)，Arm 2 91 人(塩酸リスリデーム顆粒)，Arm 59 人(塩酸ドスレビンカプセル)では治療しやすい，治療しやすい「時々異常感がある」，Arm 99 人(チアプロアン酸塩)，Arm 6100 人(柴苓湯エキス顆粒)では時々異常感がある対象者の症状消失率よりも「常に異常感がある」対象者のほうが消失率は高かった．3 週間には「常に異常感がある」対象で再認めた．結論：咽喉頭異常感は「常に異常感がある」患者は「時々異常感がある」患者より難治い．
呑酸症状を有する咽喉頭異常感症患者に対する lansoprazole の効果を六君子湯をコントロール薬として評価	六君子湯	山際幹和，ほか：胸やけ・呑酸症状を有する咽喉頭異常感症患者に対する lansoprazole の効果．耳鼻と臨，53：109-115, 2007.	quasi-RCT	結果：呑酸症状を有する咽喉頭異常感症患者 86 人において，Arm 1(六君子湯 2 週間投与 38 人)がそれぞれ 29, 34, 11, 26%，Arm 2(lansoprazole 2 週間投与 48 人)が 33, 27, 19, 21%であった．咽喉頭異常感の有効率，無効率，やや有効率，狭義の有効率はそれぞれ…であった．結論：六君子湯投与例での治療成績の詳細は改めて論文報告を行う予定であるとしている(著者ら)．

表 1. 耳鼻咽喉科領域の構造化抄録作成論文リスト（つづき）

Research Question	漢方処方名	論文	研究デザイン	要約
心因性要素の強い患者に求められる漢方の耳鼻咽喉科領域の症状の加味帰脾湯の症状に対する加味帰脾湯内服と加味逍遙散の有効性と安全性の評価	加味帰脾湯	田中久夫：癌治療に求められる漢方の意義．耳鼻咽喉科医が行う心身医療の考え方と問題点および漢方治療—心身症例を伴う加味帰脾湯加味逍遙散を中心に—. Phil漢方. 47：20-22. 2014.	RCT-cross over	**結果**：めまい、耳鳴、下咽頭異常感のいずれかを訴え、東邦大式うつ状態自己評価尺度（Self-Rating Questionnair For Depression：SRQ-D）で11点以上にあり、心因性要素が症状増悪の原因である場合が得る患者 30人で、Arm 1（加味帰脾湯内服後に加味逍遙散内服 各4週 15人）はいずれも症例が高く、症状後に6.7%でより有効性が高かった。33.3%で有効性が低かった。—うつ状態疑い 10人では症例が高く、20%で有効性が低い症例はなかった。Arm 2（加味逍遙散内服後に加味帰脾湯内服 各4週 15人）は26.7%で有効性が高く、6.7%で有効性が低く、SRQ-D 16点以上 10人では40%で有効性が高い症例があった。SRQ-D 11～15点、5人では有効性が高い症例はなく、20%で有効性が低かった。**結論**：心因性要素が症状化をきたしやすい、耳鳴、下咽頭異常感は、SRQ-D 11～15点では加味逍遙散が加味帰脾湯より有効で、SRQ-D 16点以上では加味帰脾湯が加味逍遙散より有効である。
神経系の疾患				
呉茱萸湯の片頭痛に対する有効性と安全性について評価すること	呉茱萸湯	丸山哲弘：片頭痛予防における呉茱萸湯の有用性に関する研究—塩酸ロメリジンとのオープン・クロスオーバー試験．漢方と臨. 16：30-39. 2006.	RCT-cross over	**結果**：片頭痛の罹患頻度、VASピーク値、頭痛発作頻度、呉茱萸湯と塩酸ロメリジン投与群の検定の結果、片頭痛発作を有する患者を有する者 14人。平均月に3回以上の頭痛発作を、クロスオーバーデザインによる薬剤効果の差の検定により優れる結果であった。**結論**：片頭痛の頭痛発作に対して、呉茱萸湯は塩酸ロメリジンに比較して優れた結果であった。
顔面痙攣に対する芍薬甘草湯の有効性を評価すること	芍薬甘草湯	木村裕明、ほか：顔面痙攣に対する芍薬甘草湯の効果．診断と治療. 79：2505-2508. 1991.	RCT	**結果**：顔面痙攣で来院した20人（全例に中枢性筋弛緩薬：afloqualone 15人、tolperisone hydrochloride 3人、tizanidine hydrochloride 2人、およびマイナー・トランキライザー：diazepam 11人、etizolam 9人 投与）において、両群（芍薬甘草湯投与群 10人、非投与群 10人）とも顔面痙攣の重症度が減少し、12週と16週で芍薬甘草湯投与群のほうが有意に減少した（12週 P<0.05、16週 P<0.05）。**結論**：中枢性筋弛緩薬とマイナー・トランキライザーに芍薬甘草湯を併用することで顔面痙攣症状が有意に減少する。
耳の疾患				
成人の滲出性中耳炎に対し、小青竜湯＋越婢加朮湯の併用療法の有効性を評価	小青竜湯＋越婢加朮湯	井之裕幸：成人滲出性中耳炎急性例に対する小青竜湯・越婢加朮湯併与の速効性．耳鼻と臨. 47：361-366. 2001.	quasi-RCT	**結果**：16歳以上の滲出性中耳炎急性症例34人において、有効性の評価は、コントロール群（カルボシステイン、クラリスロマイシン投与群38.8%、漢方群（小青竜湯・越婢加朮湯投与群）75.0%で有意に漢方群で優れた効果を認めた（P=0.02）。初診時 tympanogram が悪いほど、漢方群の治療効果がより高い傾向にあった。自覚的耳症状改善開始時期は、漢方群がより早期であった（P=0.05）。**結論**：成人の滲出性中耳炎急性例に対して、小青竜湯エキスと越婢加朮湯を投与することで、耳症状を消失させ、かつ速効性があるといえる。
滲出性中耳炎に対する柴苓湯単独投与と抗アレルギー剤（ケトチフェン）・カルボシステイン併用療法との比較をすること	柴苓湯	町井一史、ほか：滲出性中耳炎に対する柴苓湯と抗アレルギー剤（ケトチフェン）・カルボシステイン併用療法との比較．漢方医学. 16：200-203. 1992.	RCT	**結果**：平均聴力（3分法）で A-B GAP が15 dB以上の滲出性中耳炎患者 20人において、軽度改善以上が柴苓湯投与群 10人では50%、抗アレルギー剤（ケトチフェン）またはカルボシステイン投与群 10人では60%であり、両群間に有意差を認めなかった。純音聴力検査、tympanogram、鼓膜所見についても両群間に差を認めず、ほぼ同等の治療効果である。**結論**：併用療法と柴苓湯との有効性は統計学的には有意差を認める。柴苓湯は滲出性中耳炎に対し有用な薬剤であると考える。
滲出性中耳炎に対する柴苓湯の効果をセファランチンと比較すること	柴苓湯	佐藤宏昭、ほか：滲出性中耳炎へのツムラ柴苓湯の治療効果．耳鼻臨床. 81：1383-1387. 1998.	RCT	**結果**：滲出性中耳炎の診断を受けた小児 42人のうち、tympanogram 改善より判定した有効例の比率は柴苓湯群で43.8%、セファランチン群で18.8%と柴苓湯群の有効率は高かった（P<0.05）。**結論**：小児滲出性中耳炎の保存治療として柴苓湯は有用な薬剤であるといえる。
小児反復性中耳炎に対する十全大補湯の有効性と安全性の評価	十全大補湯	吉崎智一：小児反復性中耳炎に関する十全大補湯の有用性—同一施設共同二重盲検ランダム化比較試験（H21-臨床研究—一般-007）に対する研究．厚生労働科学研究費補助金医療技術実用化総合研究事業 平成21年度—23年度総合研究報告書：1-23. 2012.　Ito M, et al：Randomized controlled trial of juzen-taiho-to in children with recurrent acute otitis media. Auris Nasus Larynx. 44：390-397. 2017.	RCT	**結果**：急性中耳炎の定義である「過去6か月以内に3回以上、または12か月以内に4回以上」の急性中耳炎罹患反復呼吸の治療で、反復性中耳炎の治療で反復呼吸が困難な症例で年齢が6か月以上、4歳未満の患者 87人。十全大補湯投与群で31人、非投与群で39人の合計70人が解析対象となった。一次アウトカムの1か月あたりの急性中耳炎の平均罹患回数は、Arm 1（標準的治療）では0.61±0.54回/月、Arm 2（標準的治療＋十全大補湯投与）では0.47±0.72回/月と、Arm 1に比べArm 2に有意に急性中耳炎の平均罹患回数は少なかった（P=0.005）。二次アウトカムの1か月あたりの鼻風邪の平均罹患回数も、Arm 1では Arm 2に比較し有意な改善を認めた（P=0.015、P=0.024）。**結論**：十全大補湯は小児反復性中耳炎の罹患頻度を減少させる。
耳鳴・難聴				
低音障害型感音難聴に対する柴苓湯とイソソルビドの有効性の比較と柴苓湯の有効性の評価	柴苓湯	金子達：低音障害型感音難聴に対する柴苓湯とイソソルビドの有用性の比較．漢方と最新治療. 19：233-239. 2010.	quasi-RCT	**結果**：耳閉塞感を主訴とする低音障害型感音難聴患者 151人において、聴力検査は柴苓湯群（61人）がイソソルビド群（53人）群よりも改善傾向であったが、有意差はなし。自覚症状はイソソルビド群で不変・悪化が多い傾向にあったが有意差は認めなかった。めまい症状の再発で改善しにくい傾向だが有意差なし。両群とも再発で改善しにくい傾向のある方で両群ともに治りにくい傾向がみられた。**結論**：低音障害型感音難聴に対し、柴苓湯はイソソルビドと同様に有用である。
耳鳴に対する柴苓湯とトラニラスト併用療法の有効性を評価	柴苓湯	田中久夫：耳鳴症例に対する漢方製剤のトラニラストとの併用研究．耳鼻臨床. suppl89：8. 1996.	RCT-cross over	**結果**：耳管機能不全を伴う耳鳴患者 212人において、併用効果を認めたものは A群（トラニラスト—4週間以上単独投与後、力ネボ柴苓湯エキス細粒追加投与）で69/104、B群（カネボ柴苓湯エキス細粒とトラニラストを2週間併用後、トラニラスト単独投与）で58/118と約60%で併用効果を認めた。また力ネボ柴苓湯エキス投与例は57.1%と5.4 g投与でも併用効果を認めた。**結論**：耳鳴に対するトラニラストと柴苓湯の併用療法は有効であり、最近の合剤コンプライアンスを考慮すると5.4 g投与が効果が多く、薬剤コンプライアンスを改善する。
耳鳴に対する釣藤散の有効性	釣藤散	鈴木敏幸：耳鳴に対する釣藤散の臨床．第28回 耳鼻咽喉科東洋医学シンポジウム. 九段会館. 8-20. 2001.	RCT-cross over	**結果**：耳鳴患者 58人において、約藤散先行群（釣藤散内服後、メニパランス内服）で内服4週 29人とメニパランス内服先行群（メニパランス内服後、釣藤散内服）で内服4週 29人では4週間における釣藤散の耳鳴改善度が高く、8週後は両者同程度の改善を示し投与前より高くなった。改善には39.8%、やや改善には80.9%、悪化には頭痛、頭重。肩こりも改善した。**結論**：釣藤散はメニパランスに比較して、耳鳴改善するのに有用である。

表 1. 耳鼻咽喉科領域の構造化抄録作成論文リスト（つづき）

Research Question	漢方処方名	論文	研究デザイン	要約
牛車腎気丸の耳鳴りに対する有効性と安全性の評価	牛車腎気丸・釣藤散	大西信治郎：耳鳴・難聴の漢方治療. JOHNS. 6：535-539. 1990.	quasi-RCT	結果：耳鳴患者39人において、牛車腎気丸群は改善以上の改善率は50%、釣藤散群は30%で牛車腎気丸の方が改善傾向にあった。両群間で有意差はなかった。耳鳴の基礎疾患別での検討でも、突発性難聴後の耳鳴りが牛車腎気丸群でも3か月以内が多かった。結論：牛車腎気丸は耳鳴に有効である可能性がある。
慢性耳鳴に対する半夏厚朴湯治療の効果の評価	半夏厚朴湯	Ino T. et al：A randomized, double-blind, placebo-controlled clinical trial to evaluate the efficacy of hangekobuto in adult patients with chronic tinnitus. 和漢医薬学雑誌, 30：72-81, 2013.	DB-RCT	結果：20歳以上の3か月以上続く耳鳴りがあり、耳鳴苦痛度（Tinnitus Handicap Inventory score：THIスコア）が18点以上の患者76人において、THIスコアを半夏厚朴湯群、プラセボ群で比較した群間で有意差を認めなかった。部分解析では半夏厚朴湯群がプラセボ群と比較してTHIスコアが改善傾向にあった（P=0.006）。めまいを伴うサブグループ解析（半夏厚朴湯群16人、プラセボ群16人）も実施したが両群間に有意差を認めなかった。結論：両群間に有意差は認めなかったが、めまいを伴う患者においては半夏厚朴湯がプラセボ群よりもTHIスコアを改善させる傾向にある。

呼吸器系の疾患（インフルエンザ, 鼻炎を含む）

Research Question	漢方処方名	論文	研究デザイン	要約
有熱かぜ症候群患者における葛根湯治療と消炎鎮痛剤fenoprofenの有効性評価	葛根湯・麻黄湯・桂麻各半湯・香蘇散・桂枝加葛根湯・小青竜湯・竹茹温胆湯・桂枝加苓朮附湯	本間行彦：有熱かぜ症候群患者における葛根湯治療の有用性. 日東医誌. 46：285-291, 1995.	RCT-envelope	結果：かぜ患者246人のうち、37℃以上の有熱患者80人において、発熱の持続期間はArm 2（fenoprofen投与群 45人）の2.6±1.7日に比べてArm 1（葛根湯群18人、麻黄湯4人、桂麻各半湯1人、竹茹温胆湯1人、香蘇散1人の随証投与35人）では1.5±1.9日と有意に短かった（P<0.001）。また、有熱者の割合もArm 2はArm 1に比べて有意に高かった。かぜ症状の持続期間もArm 2はArm 1に比べて長かった。結論：漢方治療は消炎鎮痛剤fenoprofenに比較して有熱かぜ患者に対してより有効性が高い。
かぜ症候群に対する麻黄附子細辛湯と消炎冒薬との症状消失までの期間と有効性の比較	麻黄附子細辛湯	本間行彦、ほか：かぜ症候群に対する麻黄附子細辛湯の有用性—封消炎鎮痛剤感冒薬との比較試験—. 日東医誌. 47：245-252. 1996.	RCT-envelope	結果：3週以上の外来・入院患者でかぜ様症候群と診断された患者171人において、中等度改善は麻黄附子細辛湯で81.9%、総合感冒薬で60.3%とUI検定で2群間に有意差を認めた（P<0.01）。Kaplan-Meier法では発熱、咽頭痛・違和感、せき・たんの4項目の症状で麻黄附子細辛湯は感冒薬より有意に短期間での消失がみられた。結論：麻黄附子細辛湯はかぜ症状に対して総合感冒薬より有意で有用性を認める。
感冒に対する小柴胡湯の有効性、安全性の評価	小柴胡湯	加地正郎、ほか：TJ-ツムラ小柴胡湯の感冒に対するPlacebo対照二重盲検群間比較試験. 臨床と研究. 78：2252-2268. 2001.	DB-RCT	結果：発症後5日以上経過した感冒患者で、25歳以上75歳以下、口内不快（口の苦み、口の粘り、味覚の変化）、食欲不振、倦怠感のいずれかを伴う感冒患者250人において、全般改善度はArm 1（小柴胡湯群131人）、Arm 2（プラセボ群119人）に優り、症状別改善度は、投与3~4日後では咽頭痛、倦怠感はArm 1が有意に優れていた。投与終了時には波の切れ、食欲、関節痛、口内不快（口の苦み、口の粘り）、味覚の変化で差を認めた。結論：遷延する感冒で口内不快（口の苦み、口の粘り）、食欲不振のいずれかを伴うかぜ症状に対して西洋薬群が少ない。
風邪症候群患者に対する麻黄附子細辛湯と西洋感冒薬の咳嗽改善効果の評価	麻黄附子細辛湯	西澤芳男、ほか：風邪症候群患者に対する麻黄附子細辛湯の咳嗽改善効果無作為比較検討. 漢方と免疫・アレルギー. 18：56-67. 2005.	RCT	結果：感冒症例1,758人において、各種項目で麻黄附子細辛湯が西洋感冒薬より効果があった。結論：麻黄附子細辛湯は風邪症候群に有効である。
小児上気道炎における漢方薬群と西洋薬群の桂麻各半湯を比較する漢方薬の治療成績と西洋薬群の評価	漢方薬群（麻黄湯、桂麻各半湯など）	阿部勝利：小児上気道炎に対する漢方薬成績について. 第10回日本小児東洋医学研究会講演記. 10：19-23. 1993.　阿部勝利、ほか：小児上気道炎に対する漢方薬治療と西洋薬治療の成績比較について. 日東医誌. 43：509-515. 1993.	quasi-RCT	結果：夏かぜで受診した小児419人において、漢方薬群（桂麻各半湯76人、麻黄湯63人、漢方薬群一湯14人、桂枝二越婢一湯9人、銀翹散8人、柴胡桂枝湯5人、小青竜湯4人、小青竜湯加石膏4人など計212人）は西洋薬群（207人）に比して受診回数が少なかった。抗生物質を内服で使用した症例は漢方群11人、西洋薬群179人、喘息性気管支炎の発症は漢方群12人、西洋薬群0人。抗生物質点滴投与は漢方群0人、西洋群10人。小児上気道炎に対し、受診回数は西洋薬群よりも漢方薬群が少なく、肺炎の発症はいずれの群でも認められない。結論：急性気管支炎発症ともに漢方群のほうが治療成績が良い。
夏かぜに対する白虎加人参湯と西洋薬群の治療効果を比較	白虎加人参湯	阿部勝利：かぜ症候群（夏かぜ、インフルエンザ）に対して、西洋薬群と比較する漢方薬治療の効果—白虎加人参湯と麻黄湯に関して—. 日小東医誌. 19：46-52. 2003.	quasi-RCT	結果：平均発熱時間は白虎加人参湯37人、西洋薬群37人。西洋薬群で27.0時間、西洋薬群で28.0時間。標準偏差は漢方薬群18.3時間、西洋薬群で144時間。最大発熱時間は漢方薬群12人、最大発熱時間まで106時間。すべてにおいて西洋薬群よりも値が小さかった。漢方薬群のほうが発熱時間・40時間以内の発熱者、最大発熱時間が発熱時間を短縮させる傾向が示唆された。結論：夏かぜには、西洋薬群よりも白虎加人参湯のほうが発熱時間を短縮させる傾向が示唆された。
発症早期感冒の症状改善効果における漢方薬群葛根湯の有効性の評価	葛根湯	Okabayashi S, et al: Non-superiority of Kakkonto, a japanese herbal medicine, to a representative multiple cold medicine with respect to anti-aggravation effects on the common cold: a randomized controlled trial. Intern Med. 53：949-956, 2014.	RCT	結果：発症後48時間以内の18~65歳までの感冒患者で、葛根湯投与群172人を解析。5日目までに悪化した患者は総合感冒薬群43人（25.0%）で葛根湯投与群が少なかった。7日目までに悪化した患者は総合感冒薬群41人（24.4%）、総合感冒薬群52人（30.2%）でどちらも葛根湯投与群が少なかったが有意差はなかった。結論：感冒に対する発症早期の葛根湯と総合感冒薬に有意な違いは認めない。
かぜ症候群の咳嗽に対する神秘湯の有効性と安全性の評価	神秘湯	板垣和夫：かぜ症候群の咳嗽に対する神秘湯の有用性. 医学と薬学. 70：813-816. 2013.	quasi-RCT	結果：かぜ症候群と診断され咳嗽症状が続いている患者16人。Arm 1（神秘湯）とリノチーム塩酸塩+カルボシステイン）で咳嗽の長引いているイン9人ではArm投与4日目から1日目から有意にスコアが改善した（P<0.05）。Arm 2（リノチーム塩酸塩+カルボシステイン）人では投与6日目から有意にスコアが改善した（P<0.05）。結論：かぜ症状に対する咳嗽と診断され咳嗽症状が強いか、または咳嗽症状が6日目から有意にスコアが改善した。かぜ症状に伴う難治性の咳嗽症状に神秘湯は有効である。

表 1. 耳鼻咽喉科領域の構造化抄録作成論文リスト（つづき）

Research Question	漢方処方名	論文	研究デザイン	要約
高齢者のかぜ症候群の予防に対する漢方薬の予防効果の有効性の検証	六君子湯など	加藤士郎，ほか：Clinical Research 高齢者のかぜ症候群に対する漢方薬の予防効果．漢方医学．39：183-186，2015.	RCT	結果：慢性肺疾患のない内服可能な 75 歳以上の高齢者 60 人において．Arm 1(漢方医学的診断の上で 6 か月内服する 30 人，六君子湯 6 人，参蘇飲など 4 人，十全大補湯 7 人，八味地黄丸 2 人，六味丸 3 人，牛車腎気丸 5 人)で NK 細胞の活性は 3 か月目に有意に増加したが，Arm 2(非投与者 30 人)では NK 細胞の活性は増加しなかった．Arm 1 は Arm 2 と比べ有意にかぜ症候群罹患回数が少なかった．結論：漢方薬の内服は，高齢者の NK 細胞を活性化させ，かぜ症候群に有効になりうる．
急性上気道炎症例の咽頭痛に対する桔梗湯の有効性と安全性の検証	桔梗湯	Ishimaru N, et al：Kikyo-to vs. placebo on sore throat associated with acute upper respiratory tract infection：A randomized controlled trial. Intern Med, 58：2459-2465, 2019.	DB-RCT	結果：咽頭痛を愁訴とする急性上気道炎患者 70 人において．咽頭痛の ΔVAS は，桔梗湯群(2.5 g を白湯に溶解し単回内服)で 14. 40±10. 55，プラセボ群で 17. 00±14. 50 であり，2 群間に有意差はなかった(P=0.394)．また咽頭痛が中等度以上であった患者の割合は，桔梗湯群で 8/35 例(22. 9%)，プラセボ群で 14/35 例(40. 0%)であり，2 群間で有意差を認めなかった(P=0.20)．結論：桔梗湯エキスの単回投与は急性上気道炎の咽頭痛を軽減させない．
術後の咽頭痛に対する桔梗湯の有効性の評価	桔梗湯	Kuwamura A, et al：Preoperative oral administration of kikyo-to, a Kampo medicine, alleviates postoperative sore throat：a prospective, double-blind, randomized study. J Altern Complement Med, 22：294-297, 2016.	DB-RCT	結果：全身麻酔下で手術した健常または軽微な基礎疾患を有する女性患者 70 人．桔梗湯投与群(桔梗湯を手術前日就眠前と手術日の朝内服)は，麻酔覚醒直後の咽頭痛発生を有意に低下傾向(P=0.16)を認めた．咽頭痛の強さは桔梗湯投与群で覚醒直後(P=0.02)も 3 時間後(P=0.04)も有意な低下を認めた．観察期間中に両群で有意差を認めなかった．結論：桔梗湯の術前投与は，全身麻酔下手術における咽頭痛を軽減させる．
インフルエンザに対するオセルタミビルと麻黄湯併用の解熱までの時間の比較	麻黄湯	Kubo T, et al：Antipyretic effect of mao-to, a Japanese herbal medicine, for treatment of type A influenza infection in children. Phytomedicine, 14：96-101, 2007.	RCT	結果：38℃以上のインフルエンザ様症状をもつ 0～13 歳の患者 60 人．患者はアセトアミノフェンなどを服用せず，6 時間毎に体温を記録した．治療開始から解熱までの時間の中央値は Arm 1(オセルタミビルと麻黄)で 18 時間，Arm 2(オセルタミビル)で 24 時間，Arm 3(麻黄)で 15 時間であり，Wilcoxon 順位和検定で Arm 2 と比較し Arm 1(P<0.05)，Arm 3(P<0.01)と有意な差を認めた．結論：小児インフルエンザ患者の発熱時間に対して麻黄湯の効果を認めた．
インフルエンザに対するリン酸オセルタミビルと麻黄湯の併用効果	麻黄湯	末元博史，ほか：インフルエンザに対するリン酸オセルタミビルと麻黄湯の併用組み合わせ一成人2例の西洋併用例での効果比較．漢方医学 29：166-9, 2005.	quasi-RCT	結果：発症 48 時間以内，38℃以上の発熱のインフルエンザ迅速診断キット陽性成人患者 19 人は，全例インフルエンザ A 型であった．Arm 1(リン酸オセルタミビル+麻黄湯 9 人)より 12 時間早く解熱する傾向を認めた．体温，食欲不振，疲労感，倦怠感はいずれも Arm 1 と Arm 2 に有意差はなかった．Arm 1 が Arm 2 に比べ早期に改善する傾向がある．結論：インフルエンザに対し，オセルタミビルと麻黄湯併用群が西洋薬併用群に比べ有熱期間が短く，患者の活動性が維持される傾向がある．
小児インフルエンザに対するリン酸オセルタミビルと麻黄湯の併用効果	麻黄湯	黒木春郎，ほか：インフルエンザに対する東洋統合医療の検討―第 3 報―．漢方とアレルギー．19：17-25, 2006.	quasi-RCT	結果：発症 48 時間以内，38℃以上の発熱のインフルエンザ迅速診断キット陽性患者 107 人において，Arm 2(リン酸オセルタミビル単独)が Arm 1(リン酸オセルタミビル+麻黄湯)より解熱までの時間が遷延する傾向を認めた．西洋薬群は安全に投与可能であり，ほぼ同様な効果を示す．ぶらつきは Arm 1 が Arm 2 に対ししゃや良好であった．結論：麻黄湯は小児インフルエンザに対して使用可能な治療法と考える．
高齢者におけるインフルエンザワクチン接種に及ぼす麻黄附子細辛湯の有効性と安全性	麻黄附子細辛湯	岩崎鋼，ほか：麻黄附子細辛湯が高齢者におけるインフルエンザワクチン接種に及ぼす影響．漢方とアレルギー．17：97-103, 2004.	RCT-envelope	結果：2 種類の A 型インフルエンザ抗体価(H1N1, H3N2)を HI 法で測定し，両方 10 倍未満である患者 18 人において，Arm 1(麻黄附子細辛湯 10 人)は Arm 2(非投与者 8 人)より H1N1 抗体価の上昇率は上昇した．H3N2 抗体価の 4.9 倍に対し Arm 1 で 57.3 倍で有意な上昇(P<0.04)を認めた．観察期間中のインフルエンザ罹患は Arm 1 ではなかったが，Arm 2 で 2 人に認めた．結論：麻黄附子細辛湯はインフルエンザワクチンによる H3N2 抗体価の上昇を促進し，特異的免疫を増強させることが示唆される．
高齢者のインフルエンザ様疾患に対する麻黄附子細辛湯の有効性の評価	麻黄附子細辛湯	岩崎鋼：高齢者のインフルエンザに．漢方．TSUMURA Mail Magazine. Suppl：22-23, 2008.		
A 型インフルエンザ患者に対する麻黄湯と小柴胡湯の併用とオセルタミビルの比較評価	小柴胡湯+麻黄湯	Yaegashi H：Efficacy of coadministration of maoto and shosaikoto, a Japanese Traditional Herbal Medicine (Kampo Medicine), for the treatment of influenza A infection, in comparison to Oseltamivir. 日本補完代替医療学会誌 7：59-62, 2010.	RCT	結果：発熱から 48 時間以内の A 抗原が検出された 18 歳以上の患者 45 人において，全発熱期間は Arm 1(麻黄湯+小柴胡湯 3 日間 6 人)2.8±0.8 日，Arm 2(オセルタミビル 3 日間 6 人)2.3±1.5 日で有意差はなかった．治療後の発熱期間も 2.3±1.5 日，2.9±0.7 で有意差はなかった．サナミビル投与 6 人)で有意差はなかった．結論：インフルエンザ迅速診断キットにて A 抗原陽性を示した 18 歳以上の患者 14 人において，全発熱期間は Arm 1(麻黄湯+小柴胡湯 3 日間 6 人)2.8±0.8 日，最高温高温は 39.0±0.7℃，38.8±0.5℃で有意差はなかった．解熱剤および鎮咳剤の使用頻度も両群に有意差は認めなかった．結論：麻黄湯と小柴胡湯の併用は成人の A 型インフルエンザに対してオセルタミビルに匹敵する有効性を示す．
成人A型インフルエンザ患者に対する麻黄湯とオセルタミビルの有効性の評価	麻黄湯	Saita M, et al：The efficacy of maohuang-tang (maoto) against Influenza. Health 3：300-303, 2011.	RCT	結果：インフルエンザ迅速診断キットにてうちオセルタミビル併用 9 人，うちオセルタミビル投与 13 人，サナミビル投与 6 人)で有意差はなかった．さらに筋肉痛についてはうち麻黄湯投与群に早く改善傾向を認めたが，他の症状の消失日数に両群に有意差はなかった．結論：成人のインフルエンザ感染後の解熱作用に，抗インフルエンザ薬と同等である．
成人インフルエンザ患者に対する麻黄湯，オセルタミビル，ザナミビルの有効性の比較	麻黄湯	Nabeshima S, et al：A randomized, controlled trial comparing traditional herbal medicine and neuraminidase inhibitors in the treatment of seasonal influenza. J Infect Chemother, 18：534-543, 2012.	RCT	結果：20～64 歳のインフルエンザ発症 48 時間以内，インフル迅速診断陽性患者 33 人において，発熱期間は麻黄湯群 17 時間，オセルタミビル群 27 時間であり，麻黄湯群とオセルタミビル群では発熱初期期間の中央値は麻黄湯群 29 時間，オセルタミビル群 46 時間，ザナミビル群 27 時間内での有意差は認めなかった．症状の持続期間は 3 群間に有意差はなかった．ウイルスの体残存した例は麻黄湯群で A 型，オセルタミビル群とザナミビル群は B 型であった．サイトカイン効果 6/6，2/6，1/6，ザナミビル群 3/5，5/5，1/5 であった．結論：健康成人の季節性インフルエンザ患者に対し麻黄湯は臨床的にも，抗ウイルス効果もノイラミニダーゼ阻害剤と同様の効果を示す．
インフルエンザにおける漢方薬群(麻黄湯，桂枝湯など)と西洋薬各群の治療効果や発症を比較	漢方薬群(麻黄湯，桂枝湯各半湯など)	阿部勝利，ほか：小児上気道炎の漢方薬・西洋両群における治療成績について．第 10 回日本小児東洋医学研究会講演記録．10：19-23, 1993.	quasi-RCT	結果：インフルエンザ様患者 783 人のうち，漢方薬 386 人，麻黄湯 200 人，桂枝湯半湯 143 人，桂枝二越婢一湯 8 人，桂枝二麻黄一湯 4 人，小青竜湯 3 人など)と西洋薬群(397 人の来院日数を内服して使用した症例は麻黄湯で 382 人，抗菌薬の点滴投与は漢方薬群で 9 人，西洋薬群で 12 人，急性気管支炎の発症は漢方薬群で 23 人と西洋薬群で有意に少なかった．急性咽頭炎の発症など枝二越婢一湯 8 人，桂枝二麻黄一湯 4 人，小青竜湯 3 人など)と西洋薬群 3 人)と西洋薬群 397 人の来院日数は漢方薬群で 9 人，西洋薬群で 12 人，喘息性気管支炎の発症は漢方薬群で 12 人，西洋薬群で 23 人と漢方薬群で有意に少なかった．抗菌薬は西洋薬群と漢方薬群で差はない．結論：インフルエンザに対し，受診回数から西洋薬群と漢方薬群の使用頻度が少ない．

表 1. 耳鼻咽喉科領域の構造化抄録作成論文リスト（つづき）

Research Question	漢方処方名	論文	研究デザイン	要約
インフルエンザに対する麻黄湯、白虎加人参湯、アマンタジンの治療効果を比較	麻黄湯、白虎加人参湯	阿部勝利：かぜ症候群（夏かぜ・インフルエンザ）に対して、西洋薬治療－白虎加人参湯と漢方治療と比較した効果－白虎加人参湯、抗生剤、アマンタジンの治療効果の比較－。日小東医誌、19：46–52、2003.	quasi-RCT	結果：38.5℃以上の発熱で受診した小児85人において、平均発熱時間は抗菌薬52.7時間、虎加人参湯69.3時間とアマンタジン、アマンタジンと同等の値を示した。気管炎の合併は抗菌薬2人、白虎加人参湯1人。肺炎の合併は抗菌薬2人、白虎加人参湯2人、麻黄湯1人。加人参湯とアマンタジンと同等の効果があることが示唆された。結論：インフルエンザに対し麻黄湯はアマンタジンと同等の効果を示した。
2社の麻黄湯とオセルタミビルのA型インフルエンザウイルス消失の咽頭からのインフルエンザウイルス消失に対する有効性の評価	麻黄湯	河村研一：A型インフルエンザ患者のインフルエンザウイルス消失までの時間はオセルタミビルと差がなかった。小児臨床、62：1855–1861、2009.	quasi-RCT	結果：内服後解熱時間は Arm 1（ラニナミド麻黄湯64人、Arm 2（ツムラ麻黄湯61人）、Arm 3（オセルタミビル47人）で各々45.73–35.51. ... 結論：オセルタミビルは病麻黄湯よりも早期に解熱し症状を改善する。3剤のA型インフルエンザウイルスの咽頭からの消失効果は同等である。
小児インフルエンザに対するリン酸オセルタミビルと麻黄湯、ミビルと麻黄湯、西洋薬との併用効果の比較	麻黄湯	黒木春郎、（ほか）：インフルエンザに対するリン酸オセルタミビルと漢方の検討。漢方と免疫・アレルギー、18：47–55、2005.	quasi-RCT	結果：発熱48時間以内、迅速診断キット陽性の1~16歳の患児91人。38℃の発熱持続時間はリン酸オセルタミビル＋麻黄湯群（48人）が平均27.6±3.6時間、リン酸オセルタミビル＋西洋薬群（43人）36.2±4.3時間と有意に短い傾向を示した。CARIF scale（Canadian Acute Observation 遊び）は5日間の経過観察中有意差はなかった。結論：麻黄湯は安全に投与可能であり、西洋薬と麻黄湯併用とは同様な治療効果を考える。
高齢者におけるインフルエンザワクチン接種後の抗体価維持に対する十全大補湯の長期投与効果の評価	十全大補湯	Saiki I, et al : The long-term effects of a kampo medicine, Juzentaihoto, on maintenance of antibody titer in elderly people after influenza vaccination. EvidBased Complement Alternat Med, 2013 :	RCT	結果：骨関節疾患などで長期療養中の65歳以上の患者90人において、十全大補湯群（Arm 1）はコントロール群（Arm 2）に比べ、ワクチン接種8週後に H3N2抗体価が有意に上昇した（P=0.0468）。H1N1型や B型では両群間に有意差を認めなかった。結論：十全大補湯はインフルエンザ抗体価を、特に H3N2型において上昇・持続させる。
麦門冬湯及びピペンスロ酸チペピジンとの鎮咳効果に対する有効性の比較評価	麦門冬湯	渡邉直人、（ほか）：マイコプラズマ気管支炎の咳嗽に対する麦門冬湯とチペピジンとの比較検討。漢方と免疫・アレルギー、21：31–36、2007.	RCT-envelope	結果：マイコプラズマ気管支炎患者20人において、Arm 1（アジスロマイシン3日間、ピペンス酸チペピジン＋麦門冬湯2週間）6人と Arm 3（アジスロマイシン3日間、ピペンス酸チペピジン2週間）8人）は咳スコアが5日目に低下した（P<0.05）。Arm 2（アジスロマイシン3日間、ピペンス酸チペピジン）では5日目で有意に咳スコアの変化値は Arm 1と Arm 3では5日目でも有意に減少し（P<0.05）、14日目までの咳点数減少の積算値は Arm 3で最大を示した。白血球数、血沈、CRPには有意差を認めなかった。
マイコプラズマ気管支炎の咳嗽に対する鎮咳薬の比較評価		渡邉直人、（ほか）：マイコプラズマ気管支炎に有用な鎮咳薬の漢方とど免疫・アレルギー、22：63–68、2008.		結論：マイコプラズマ気管支炎の咳嗽にはチペピジンの併用は有効であるまたはチペピジンと麦門冬湯の3剤併用も有効であることが示唆される。また、アジスロマイシンと麦門冬湯の併用は有効であることが示唆される。
スギ花粉症に対する小青竜湯の季節前投与の予防効果及び安全性の評価	小青竜湯	大屋靖彦：アレルギー疾患に対する漢方治療－一般病院の立場より。Pro Med, 8：604–612、1998.	RCT	結果：重症度が軽度以下のスギ花粉症の患者43人のうち、効果判定が可能であった解析例は29人であった。くしゃみ発作の中等度以上の効果は、Arm 1（小青竜湯投与群15人）66.7%、Arm 2（ケトチフェン投与群14人）64.3%と両群間に有意差はなかった。鼻汁の中等度以上の効果は Arm 1 86.7%、Arm 2 57.1%と有意差はなかった。鼻閉の中等度以上の効果は Arm 1 86.7%、Arm 2 64.3%で両群間に有意差はなかった。結論：小青竜湯はスギ花粉症に対する予防的効果はケトチフェンと同等である。
スギ花粉症に対する小青竜湯の季節前投与の効果	小青竜湯	大屋靖彦：スギ花粉症前投与の小青竜湯の季節前投与の有効性について。漢方診療、10：42–48、1991.	quasi-RCT	結果：初期のスギ花粉症者30人において、症状別改善度はくしゃみ、鼻水、鼻閉について Arm 1（苓甘姜味辛夏仁湯）66.7%、Arm 2で80.0%であり効果的である。結論：小青竜湯は苓甘姜味辛夏仁湯より効果的である。
春期アレルギー性鼻炎（花粉症）に対する小青竜湯と苓甘姜味辛夏仁湯の効果	小青竜湯、苓甘姜味辛夏仁湯	森壽生、（ほか）：春期アレルギー性鼻炎（花粉症）に対する小青竜湯と苓甘姜味辛夏仁湯の効果－両剤の比較検討－。Therapeutic Res, 17：3691–3696、1996.	quasi-RCT	結果：初診の花粉症患者94人において、症状別改善度は、鼻汁のみ Arm 1（小青竜湯投与群49人）について有意差を認めなかった。流涙以上は Arm 1は13.3%、Arm 2は16.3%で有意で有効であるが、有意差は認めなかった。結論：小青竜湯も苓甘姜味辛夏仁湯ともに花粉症に対し、有意の差はない。
春期アレルギー性鼻炎（花粉症）に対する小青竜湯と越婢加朮湯の効果	小青竜湯、越婢加朮湯	森壽生、（ほか）：春期アレルギー性鼻炎（花粉症）に対する小青竜湯と越婢加朮湯の効果－両剤の比較検討－。Therapeutic Res, 18：3093–3099、1997.	quasi-RCT	結果：初診の花粉症患者45人において、症状別改善度は Arm 1（小青竜湯投与群）について Arm 1は55.6%、Arm 2は65.3%が改善以上であり最終改善度（鼻症状の重症度）は中等度改善以上である。全般的改善度（鼻症状）は中等度改善度以上は Arm 2で67.3%であり最終改善度に有意差を認めなかった。
春期アレルギー性鼻炎（花粉症）に対する小青竜湯と大青竜湯（桂枝湯合麻杏甘石湯）の効果	小青竜湯、大青竜湯（桂枝湯合麻杏甘石湯）	森壽生、（ほか）：春季アレルギー性鼻炎に対する小青竜湯と大青竜湯（桂枝湯合麻杏甘石湯）の効果の比較検討。Therapeutic Res, 19：3299–3307、1998.	quasi-RCT	結果：初診の花粉症患者39人において、症状別改善度は、Arm 1（小青竜湯投与群15人）と Arm 2（大青竜湯投与群24人）では Arm 1は46.7%、Arm 2で87.5%であり改善度（軽度以上は、Arm 1は46.7%、Arm 2で87.5%であり改善度に有意差を認めた。結論：症状別には小青竜湯より大青竜湯が改善に効果的であった。全般改善度は大青竜湯が小青竜湯に比べ高い改善度を示す。
花粉症に対する小青竜湯と桂麻各半湯（桂枝湯+麻黄湯）の比較	小青竜湯、桂麻各半湯（桂枝湯+麻黄湯）	森壽生、（ほか）：春季アレルギー性鼻炎に対する小青竜湯と桂麻各半湯の効果の比較。Therapeutic Res, 20：2941–2947、1999.	quasi-RCT	結果：花粉症患者において、くしゃみには Arm 1（小青竜湯投与群32人）68.8%、56.3%、Arm 2（桂麻各半湯投与群33人）66.7%、鼻閉は Arm 2 63.6%、Arm 2 30.3%、眼周囲掻痒感は Arm 1 40.6%、Arm 2 54.5%が有効であり、鼻汁は Arm 1の症状56.3%と有意差はなかった。全般的改善度では小青竜湯各半湯の改善は、Arm 1 62.5%、Arm 2 60.6%と有意差はなかった。結論：春期花粉症に対し桂麻各半湯と小青竜湯と同等の有効性を示す。

表 1.　耳鼻咽喉科領域の構造化抄録作成論文リスト（つづき）

Research Question	漢方処方名	論文	研究デザイン	要約
春季花粉症に対する小青竜湯と麻黄附子細辛湯と五虎二陳湯の効果を比較評価	小青竜湯　麻黄附子細辛湯	吉本達進、ほか：春季花粉症に対する小青竜湯と麻黄附子細辛湯と五虎二陳湯の効果—両方剤の比較検討—. Therapeutic Res, 23：2253-2259. 2002.	quasi-RCT	結果：花粉症患者66人において、症状改善度は、くしゃみ小青竜湯投与群41.2%、麻黄附子細辛湯投与群59.4%、鼻汁（47.1%、53.1%）、鼻閉（58.8%、37.5%）、眼周囲瘙痒感（35.3%、45.2%）、流涙（23.5%、19.4%）、眼痛（11.8%、9.7%）、いずれも有意差を認めなかった。全般改善度をみると、各症状別の改善度と同様な傾向であった。有用度についても[有用]以上となったのは小青竜湯投与群50%と有意差を認めなかった。 結論：麻黄附子細辛湯は花粉症に対し小青竜湯と同様な薬剤であることが示唆される。
花粉症に対する小青竜湯と五虎湯の効果の比較評価	小青竜湯　五虎湯	嶋崎譲、ほか：春季アレルギー性鼻炎（花粉症）に対する小青竜湯と五虎湯の効果　両剤の比較検討. Therapeutic Res, 22：2385-2391. 2001.	quasi-RCT	結果：花粉症患者116人において、解析例はArm 1（五虎湯投与群）48人、Arm 2（小青竜湯投与群）41人である。各症状別の改善度をみると、眼周囲の改善度が高いが、小青竜湯のほうが有効率は高いが、麻黄附子細辛湯と両群間に有意差を認めなかった。 結論：両剤の有用度は、やや有用以上の比率で70.8%、小青竜湯で80.5%と両群間に有意差を認めなかった。
小青竜湯の通年性鼻アレルギーに対する効果と安全性	小青竜湯	馬場駿吉、ほか：小青竜湯の通年性鼻アレルギーに対する効果. 耳鼻臨床 二重盲検比較試験. 88：389-405. 1995.	DB-RCT	結果：通年性鼻アレルギー患者220人において、解析数は、最終全般改善度186人。有用度189人であった。全般改善度はArm 2（プラセボ投与群）で著明改善5.3%、中等度改善12.8%であり、Arm 1（小青竜湯投与群）では著明改善32.6%、中等度改善12.0%。有効率ともにArm 1が有意に優れていた。症状別改善度で、鼻汁：劻液性で“じゃあ発作”、鼻閉においてArm 1が有意、顔色から色白。防風質で“がっちり”タイプ、声は低い、声はよく体質と小青竜湯の有効性との関連は、体格では“ふつう”。アンケート自覚症状でも差なく“どちらでもない”。“温かい”、“かきやすい”、汗は“温かい”、“どちらでもない”が有意に優れていた。 結論：最終全般改善度、有用度などArm 1はArm 2に比べ有意に優れている。
爆寒論に基づいて製造された麻黄附子細辛湯エキス顆粒の通年性鼻アレルギーに対する効果と安全性の評価	麻黄附子細辛湯	中井義明、ほか：鼻アレルギーに対する麻黄附子細辛湯の臨床的検討. 耳鼻臨床. 展望 33：655-673. 1990.	quasi-RCT	結果：重症度が中等症以上の通年性鼻アレルギー患者155人において、2週間後解析数はArm 1（コタロー麻黄附子細辛湯エキス顆粒で販売されていない日製剤）は59人で有効以上は28人（53.8%）、Arm 2（コタロー麻黄附子細辛湯エキス散：現在販売されている日製剤）は52人で有効以上は33人（76.7%）。Arm 2は52人中有効以上は44人（45.8%）。4週間後解析数は33人（63.5%）でいずれも両群間で有意差を認めなかった。 結論：従来の方法で製造した麻黄附子細辛湯エキス散の通年性鼻アレルギーに対する効果は、爆寒論に基づいて製造された麻黄附子細辛湯エキス細粒と同等である。
漢方製剤の慢性副鼻腔炎に対する効果	辛夷清肺湯　四逆散	桜田隆司、ほか：慢性副鼻腔炎に対する漢方製剤の治療成績—辛夷清肺湯と四逆散の臨床効果—. 耳鼻臨床. 85：1341-1346. 1992.	RCT-envelope	結果：慢性副鼻腔炎患者6人と慢性鼻腔鼻炎患者61人、自覚症状（鼻漏、鼻のかみやすさ、後鼻漏）、軽度改善（症状）は、Arm 1（辛夷清肺湯投与群）59.3%とも改善効果は上がのArm 1 60.5%、Arm 2 70.4%とも有意差はなかった。鼻腔内視鏡検査、鼻汁中好中球数、他覚所見（鼻粘膜発赤・浮腫、鼻汁の量）にも有意差はなかった。 結論：前回の論文（池田照治、ほか）により慢性副鼻腔炎等に対しレフトーゼの軽度改善より63%の効果を示しているので、辛夷清肺湯と四逆散がほぼ同様の効果を有することが示唆される。
気管支炎に対する小青竜湯の評価	小青竜湯	宮本昭正、ほか：TJ-19 ツムラ小青竜湯の気管支炎に対する Placebo対照二重盲検群間比較試験. 臨床医薬. 17：1189-1214. 2001.　宮本昭正：気管支炎に対する小青竜湯の効果. Pharma Medica. 25：23-25. 2007.	DB-RCT	結果：軽症あるいは中等症の16歳以上、65歳未満の気管支炎患者192人。投与終了時の中等度以上の全般改善度はArm 1（小青竜湯投与群）101人では57.4%、Arm 2（プラセボ投与群）91人では42.9%。有意差はなかった。症状別では、咳の切れはArm 1が有意に優れ、日常生活においてArm 1は有意に優れた。くしゃみ、鼻閉に関しても優れる傾向にあった。 結論：小青竜湯は軽症の気管支炎に有効である。
去痰作用に対する麦門冬湯と塩酸ブロムヘキシンとの効果の比較	麦門冬湯	佐々木英忠、ほか：高齢者慢性呼吸器疾患で喀痰喀出困難患者の麦門冬湯ブロムヘキシン冬患者の有用性について—塩酸ブロムヘキシン製剤との比較. アレルギー. 7：139-145. 1993.	RCT-envelope	結果：慢性呼吸器疾患で喀痰喀出困難を訴える65歳以上の患者19人。咳の回数、痰の量において、喘鳴、咳の回数、痰の量ともに前後で改善効果に関する。Arm 1でも後につらさに有意に改善され、Arm 2も改善傾向を示した。痰の切れに関しても、Arm 1投与で、4週後に有意に改善した。中等度以上の有効な改善率は、Arm 1で60.0%、Arm 2で11.1%となった。 結論：麦門冬湯は老人に副作用なく有用な去痰作用を示す。
誤嚥性肺炎を引き起こす高齢者における半夏厚朴湯の有効性と安全性の評価	半夏厚朴湯	Iwasaki K, et al.: A pilot study of banxia houpu tang, a traditional Chinese herbal medicine, banxia houp tang, improves cough reflex of patients with aspiration pneumonia. J Am Geriatr Soc. 50：1751-1752. 2002.	RCT	結果：一度以上誤嚥性肺炎を経験した脳萎縮ラクーナ梗塞を有する高齢者（平均年齢78歳）16人。超音波ネブライザーでクエン酸溶液を吸入させて、5回以上咳を引き起こすクエン酸溶液の濃度（咳閾値）を測定。Arm 1（半夏厚朴湯投与群7人）では咳閾値は59.5から15.7に低下した。Arm 2（プラセボ投与群9人）では咳閾値は47.5で変化しなかった。 結論：半夏厚朴湯は誤嚥性肺炎を有する高齢者の咳反射を改善することが示唆される。
認知症性高齢者の誤嚥性肺炎および肺炎関連死に対する半夏厚朴湯の予防効果の評価	半夏厚朴湯	Iwasaki K, et al.: A pilot study of banxia houpu tang, a traditional Chinese medicine, for reducing pneumonia risk in brain-damaged elderly. Int J Stroke, 5 suppl 2：38-39. 2010.	RCT	結果：脳血管障害、アルツハイマー病、パーキンソン病の高齢者95人中、92人が解析された。Arm 1（半夏厚朴湯投与群12か月47人）では14人が肺炎を発症し、そのうち6人が死亡した。Arm 2（プラセボ投与群48人）では12か月12か月で乳糖で12か月で48人、Arm 1に比べて肺炎の発症率が有意に低くして（P=0.008）、Arm 1の肺炎による死亡率の相対危険度を0.51（95%CI：0.27-0.84）に低下させた。肺炎による死亡に傾向（P=0.05）。半夏厚朴湯は肺炎による死亡の相対危険度をArm 1がArm 2に比べて有意に低下させた（P=0.06）。 結論：半夏厚朴湯による治療が脳障害の高齢者における肺炎の危険度を改善することが示唆される。また、半夏厚朴湯は食事の摂取量の維持にも有効である。

表 2. 耳鼻咽喉科領域の診療ガイドライン／手引きと漢方製剤

題目	領域	漢方製剤に関する記載
メニエール病・遅発性内リンパ水腫診療ガイドライン2020年版[1]	耳	メニエール病の間歇期の治療の項目に，発作予防のために段階的治療が推奨されていることが記載されている．まず低侵襲である保存的治療から開始し，有効性が確認されない場合は，中耳加圧治療，内リンパ嚢開放術，選択的前庭機能破壊術へと段階的に進める．このうち，保存的治療の薬物療法の一つに漢方薬の記載がある．
急性感音難聴診療の手引き2018年版[2]	耳	**疾患：突発性難聴** 筆頭著者：Su CX[3] エビデンスレベルI　システマティックレビュー/RCTのメタアナリシス 突発性難聴に対する漢方薬の有効性に関して検討したシステマティックレビュー．5種類の漢方薬を用いた41のRCT（合計3,560例）が抽出された（いずれも標準治療に対する上乗せ効果の検証）．盲検試験がほとんどないなどバイアスの可能性が高く，有効性を評価することは困難であり，臨床で利用する際のエビデンスにならない． **疾患：突発性難聴** 筆頭著者：Xiong M[4] エビデンスレベルIVb　分析疫学的研究（症例対照研究，横断研究） 漢方薬のオウギの上乗せ効果に関する検討（92例）．オウギ併用群は標準治療群よりも良好な治療成績であった． **疾患：急性低音障害型感音難聴** 筆頭著者：Okada K[5] エビデンスレベルIVb　分析疫学的研究（症例対照研究，横断研究） 急性低音障害型感音難聴178例を対象とした後ろ向きコホート研究．五苓散＋ステロイド薬（12例），イソソルビド（39例），ステロイド薬（30例），五苓散（29例），ステロイド薬＋イソソルビド（48例），イソソルビド or 五苓散（20例）の成績を比較．五苓散＋ステロイド薬の成績は他の治療群に比し改善率が有意に高い結果であった．
小児急性中耳炎診療ガイドライン2018年版[6]	耳	**疾患：反復性中耳炎** 「CQ3-10：反復性中耳炎に対して漢方薬は有効か」に対して，下記の記載がある．「推奨の強さ　推奨，エビデンスの質　B：補剤である十全大補湯は，免疫賦活・栄養状態改善などを通して中耳炎疾患回数の減少効果を有し，反復性中耳炎に対する使用が推奨される．」
小児滲出性中耳炎診療ガイドライン2022年版[7]	耳	「CQ3：滲出性中耳炎に抗菌薬以外の薬物療法は有効か」に対して，下記の記載がある．「滲出性中耳炎に対する漢方治療は，現時点でエビデンスは確立されていないが，病態を水毒と考えて利水作用のある処方を基本とする．柴苓湯は利尿作用を有し浮腫の治療に用いられ，同時に抗炎症・抗アレルギー作用が認められる．滲出性中耳炎にも有効なことが報告されている（佐藤ら[8]）」
鼻アレルギー診療ガイドライン2020年度版[9]	鼻	「CQ4：漢方薬はアレルギー性鼻炎に有効か？」に対して，下記の記載がある．「推奨度　A：小青竜湯は通年性鼻アレルギー患者のくしゃみ発作，鼻汁，鼻閉を有意に改善する．」 全国61施設の耳鼻咽喉科を受診した通年性鼻アレルギー患者220人を対象にした小青竜湯の二重盲検ランダム化比較試験では，全般改善度，くしゃみ発作，鼻汁，鼻閉スコアにおいて実薬群が有意に優れていた（エビデンスレベルIb：少なくとも1つのランダム化試験）[10]．
嗅覚障害診療ガイドライン[11]	鼻	「CQ7：嗅覚障害に対して漢方治療は有用か？」に対して，下記の記載がある．「エビデンスの統括　C：感冒後嗅覚障害に対して当帰芍薬散投与を提案する．」 現在国内外で嗅覚障害に対する治療効果が，プラセボ対照二重盲検試験によって明らかとされた医療用漢方製剤は認めないが，後ろ向き検討で感冒後嗅覚障害に対する当帰芍薬散の治療効果を示唆する国内からの報告を複数認める[12]～[14]．
嚥下障害診療ガイドライン2018年版[15]	気管食道	「CQ9 嚥下障害に薬物療法は有効か？」に対しては「推奨：嚥下障害に対する薬物療法は，パーキンソン病などの原因疾患に対する治療と，嚥下反射の改善などを目的とした病態に対する治療が報告されているが，その有用性に関して確実性の高いエビデンスはない．治療の選択肢として検討してもよいが，今後の臨床研究による検証が求められる．」と記載がある．さらに解説には，「嚥下反射の改善により嚥下機能を改善するとされる薬剤には，ACE阻害薬，シロスタゾール，ニセルゴリン，半夏厚朴湯の報告がある．いずれも末梢でのサブスタンスP（SP）を上昇させることで，嚥下機能の惹起が促進される効果が期待されている．シロスタゾール，ニセルゴリン，半夏厚朴湯による嚥下性肺炎の発症予防や喉頭挙上潜時の短縮が報告されているものの，質の高いランダム化試験はなく，その有効性は不確定である．」と記載されている． 筆頭著者：Iwasaki K[16] 抄録：エビデンスレベルII　1つ以上のランダム化比較試験による 療養型病院入院中の脳血管障害，アルツハイマー型認知症，パーキンソン病による認知機能障害を有する100例を対象とし，半夏厚朴湯介入群と非投与群の肺炎発症・経口摂取の維持率を評価項目とした．肺炎発症率（RR）0.51（95%CI：0.27-0.84，$P=0.008$），肺炎による死亡率（RR）0.41（95%CI：0.10-1.03，$P=0.06$）であった．
咳嗽・喀痰の診療ガイドライン2019[17]	気管食道	咳嗽治療薬の項の咳嗽治療薬の分類の図中に，非特異的治療薬の一つに漢方薬の記載があり，また，咳嗽治療薬の項の成人の咳嗽治療薬の表中に下記の記載がある． 「漢方薬 　麦門冬湯，柴朴湯，小青竜湯，清肺湯，滋陰降火湯，半夏厚朴湯：非特異的 　六君子湯：GERDによる咳嗽」

減少したことを報告した[22]．また同報告では，感冒の罹患頻度，抗菌薬投与日数も有意に減少したが，鼓膜換気チューブ留置の頻度に有意差を認めなかった．

4）小児滲出性中耳炎

小児滲出性中耳炎診療ガイドライン2022年度版[7]において，現時点でエビデンスは確立されていないが，柴苓湯は滲出性中耳炎に有効であるとの報告の記載がある．佐藤らは，柴苓湯群（21例32耳）とセファランチン群（21例32耳）についてRCTを実施し，治療4週間での効果について，柴苓湯群の有効率は43.8%とセファランチン群の18.8%と比較して有意に高かったとしている[8]．

5）耳　鳴

耳鳴の治療は補聴器装用，認知行動療法，音響療法などが主体となる．現段階では漢方薬に関して推奨度の判断基準となるエビデンスは得られていないが，症状の軽減効果や抗不安効果を期待し，漢方方剤が使用されることも多い．なお，耳鳴診療ガイドライン2019年版には「耳鳴に対する漢方薬の効果は明らかではないが，投与により症状軽減される報告がある」との記載がある[23]．

2．鼻科領域でのエビデンス

1）鼻アレルギー

鼻アレルギー診療ガイドライン2020年度版[9]において，小青竜湯は通年性鼻アレルギー患者のくしゃみ発作，鼻汁，鼻閉を有意に改善するとして推奨されている．これは表1に示した馬場らによるプラセボとの比較対照試験結果[10]に基づくものである．一方，花粉症においては，森らが，小青竜湯と他の漢方薬（苓甘姜味辛夏仁湯，越婢加朮湯，大青竜湯，桂麻各半湯，五虎湯，麻黄附子細辛湯）の準ランダム化比較試験を行い，全般改善度において，大青竜湯が小青竜湯に比べ有意に高い改善度を示したと報告している[24]．

2）嗅覚障害

嗅覚障害診療ガイドライン[11]において，感冒後嗅覚障害（postviral olfactory dysfunction：PVOD）に対して当帰芍薬散投与が提案されている．PVODは急性上気道炎罹患後に上気道炎症状が消退した後も嗅覚障害が持続する状態である．病態としては，原因ウイルスにより生じた嗅上皮障害による嗅神経性嗅覚障害と考えられている．三輪は後ろ向き研究によりPVODに対する当帰芍薬散の改善率は74.5%でステロイド点鼻と比較して有意に高い改善率が得られることを報告した[12]．また内田ら[13]，小河ら[14]も同様にPVODにおいてステロイド点鼻に比べ，当帰芍薬散の改善率が有意に高かったことを報告している．動物実験においては，嗅神経を障害させたマウスにおいて，当帰芍薬散投与により嗅球の神経成長因子（NGF）増加を認めるとともに嗅上皮の再生が亢進され，また構成生薬の中では当帰と蒼朮がNGF産生亢進作用を有することが報告されている[25]．

3．咽喉頭・気管食道領域でのエビデンス

1）嚥下障害

嚥下障害に対する漢方薬は，その有用性に関して確実性の高いエビデンスはないが，治療の選択肢として検討してもよいとされている[15]．嚥下反射の改善により嚥下機能を改善するとされる薬剤の一つに半夏厚朴湯の記載があり，末梢でのサブスタンスP（SP）を上昇させることで，嚥下機能の惹起が促進される効果が期待されている．

2）咳　嗽

咳嗽・喀痰の診療ガイドライン2019において，成人の咳嗽治療薬として非特異的な咳嗽に対して麦門冬湯，柴朴湯，小青竜湯，清肺湯，滋陰降火湯，半夏厚朴湯が，またGERDに対して六君子湯が選択肢として挙げられている[17]．なお，医療情報サービスMinds準拠の咳嗽・喀痰の診療ガイドライン2024作成に向けて，現在改訂作業が進められており，咳嗽に関しては改訂後のガイドラインも参照されたい．

おわりに

耳鼻咽喉科領域における漢方治療のエビデンスについて，日本東洋医学会によるEKATならびにKCPGの内容を中心に記載した．これらエビデ

ンスに加えて，患者の訴え，漢方医学的診察による情報を総合的に判断し，適切な漢方方剤を選択することが重要であると考える．

文　献

1) 日本めまい平衡医学会（編）：メニエール病・遅発性内リンパ水腫診療ガイドライン 2020 年版．金原出版, 2020.

2) 日本聴覚医学会（編）：急性感音難聴診療の手引き 2018 年版．金原出版, 2018.

3) Su CX, Yan LJ, Lewith G, et al：Chinese herbal medicine for idiopathic sudden sensorineural hearing loss：a systematic review of randomised clinical trials. Clin Otolaryngol, **38**：455-473, 2013.

4) Xiong M, He Q, Lai H, et al：Radix astragali injection enhances recovery from sudden deafness. Am J Otolaryngol, **33**：523-527, 2012.

5) Okada K, Ishimoto S, Fujimaki Y, et al：Trial of Chinese medicine Wu-Ling-San for acute low-tone hearing loss. ORL J Otorhinolaryngol Relat Spec, **74**：158-163, 2012.

6) 日本耳科学会/日本小児耳鼻咽喉科学会/日本耳鼻咽喉科感染症・エアロゾル学会（編）：小児急性中耳炎診療ガイドライン 2018 年版．金原出版, 2018.

7) 日本耳科学会/日本小児耳鼻咽喉科学会（編）：小児滲出性中耳炎診療ガイドライン 2022 年版．金原出版, 2022.

8) 佐藤宏昭，中村　一，本庄　巌ほか：滲出性中耳炎へのツムラ柴苓湯の治療効果．耳鼻臨床, **81**：1383-1387, 1988.

9) 日本耳鼻咽喉科免疫アレルギー感染症学会（編）：鼻アレルギー診療ガイドライン 2020 年度版．金原出版, 2020.

10) 馬場駿吉，高坂知節，稲村直樹ほか：小青竜湯の通年性鼻アレルギーに対する効果—二重盲比較試験—．耳鼻臨床, **88**：389-405, 1995.

11) 日本鼻科学会 嗅覚障害診療ガイドライン作成委員会（編）：嗅覚障害診療ガイドライン．日鼻誌, **56**：487-556, 2017.

12) 三輪高喜：神経性嗅覚障害．MB ENT, **110**：30-35, 2010.

13) 内田　淳，古田厚子，洲崎春海：当科における嗅覚障害症例に対する漢方治療．頭頸部自律神経, **23**：20-21, 2009.
　Summary　ステロイド点鼻に抵抗した症例に

当帰芍薬散を投与し，約 43％の症例が治癒または軽快した．

14) 小河孝夫，加藤智久，戸嶋一郎ほか：当科における感冒罹患後嗅覚障害の臨床的検討．味と匂誌, **17**：511-514, 2010.
　Summary　ビタミンB_{12}，ATP 製剤および当帰芍薬散を中心に用いた治療を施行し 3 か月では改善率 50％, 治療 6 か月では改善率 67％であった．

15) 日本耳鼻咽喉科学会（編）：嚥下障害診療ガイドライン．金原出版, 2018.

16) Iwasaki K, Kato S, Monma Y, et al：A pilot study of banxia houpu tang, a traditional Chinese medicine, for reducing pneumonia risk in older adults with dementia. J Am Geriatr Soc, **55**：2035-2040, 2007.

17) 日本呼吸器学会 咳嗽・喀痰の診療ガイドライン 2019 作成委員会（編）：咳嗽・喀痰の診療ガイドライン 2019．メディカルレビュー社, 2019.

18) 磯濱洋一郎，堀江一郎：五苓散による慢性硬膜下血腫治療の薬理学的合理性．ファルマシア, **54**：139-143, 2018.

19) Iwai I, Suda T, Tozawa F, et al：Stimulatory effect of Saireito on proopiomelanocortin gene expression in the rat anterior pituitary gland. Neurosci Lett, **157**：37-40, 1993.

20) Iijima K, Tanaka M, Toriizuka K, et al：Effects of Kampo medicines on the clearance of circulating immune complexes in mice. J Ethnopharmacol, **41**：77-83, 1994.

21) Maruyama Y, Hoshida S, Furukawa M, et al：Effects of Japanese herbal medicine, Juzentaiho-to, in otitis-prone children—a preliminary study. Acta Otolaryngol, **129**：14-18, 2009.

22) Ito M, Maruyama Y, Kitamura K, et al：Randomized controlled trial of juzen-taiho-to in children with recurrent acute otitis media. Auris Nasus Larynx, **44**：390-397, 2017.

23) 一般社団法人　日本聴覚医学会（編）：耳鳴診療ガイドライン 2019 年版．金原出版, 2022.

24) 森　壽生，嶋崎　譲，倉田文秋ほか：春期花粉症の麻黄剤を主とした 6 年間の治療成績．Prog Med, **23**：1925-1929, 2003.

25) Noda T, Shiga H, Yamada K, et al：Effects of Tokishakuyakusan on Regeneration of Murine Olfactory Neurons In Vivo and In Vitro. Chem Senses, **4**：327-338, 2019.

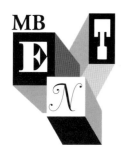

MB ENT, 297 : 20-29, 2024

◆特集・漢方治療を究める

漢方医学の概念を
耳鼻咽喉科診療に活かす

河原章浩[*1]　小川恵子[*2]

Abstract　漢方は日本の伝統医学である．考え方が西洋医学と異なり，新たに学ぶ必要性があるが，臨床症状のみならず，病態の原因を理解して使用するほうが，適切な処方を選択できるようになる．急性疾患と慢性疾患では判定に要する時間が異なる．急性疾患は短期間で効果判定ができるが慢性疾患に薬剤を用いる場合1～2週間程度で効果判定をみる．エビデンスに関しては明確なものがなく，今後の課題となる．代表的な漢方薬の副作用として重篤なものに薬剤性間質性肺炎，偽アルドステロン症，薬剤性肝機能障害，附子によるアコニチン中毒，アレルギー反応などがある．複数の方剤を使用する場合や，長期投与する際には定期的なデータ確認が望ましい．

Key words　漢方(Kampo)，中医学(traditional Chinese medicine)，経方医学(Keiho medicine)，気血水(qi, blood and fluid)，五臓，六経弁証，衛気営血弁証

弁証論治

　弁証論治は，漢方医学的診察により病態を八綱弁証，気血津液，病邪弁証，五臓，六経弁証，衛気営血弁証を組み合わせて分析し，方剤を決定することである．診断のパラダイムが西洋医学と異なり，多くのことを新たに学ぶ必要性があるが，病名による処方ではなく，病態を理解して処方するほうが効果が高い治療ができる．本稿では，気血津液，五臓，六経弁証，衛気営血弁証につき解説する．

気血津液(気血水)

　生命活動の根源的エネルギーを「気」，生体の構造を維持する赤色のものを「血」，生体の構造を維持する無色のものを「津液」とする．この3要素が適切に循環している状態が正常である．併存疾患や生活習慣によるアンバランスがあると臨床症状を呈する．
　気血津液の異常により引き起こされる症状を

表1に示す．『黄帝内経』からの原則では，不足する場合は補剤で補い，流れを妨げる「邪実」が存在する場合には瀉剤の漢方薬を選ぶイメージをもつとよい．この3つの要素はお互いにかかわり合って機能し，体の中を巡っている．そのため，単一でなく，複数の病態を併発することもある．虚実は，「邪気盛んなれば実，精気奪すれば虚」と定義される．全身的に正気が衰えた「虚」の状態である高齢者であっても，急性副鼻腔炎のような邪気(感染)があると，抗病反応が過剰になり，部分的に「実」の状態になる．

　虚：精気(生気：生命力・抵抗力)が不足し，局所的または全身的に機能が減弱した状態
　→補うべき状態
　実：邪気が旺盛であり，抗病反応が局所的または全身的に過剰な状態
　→瀉すべき状態

1．気

　人は生後，飲食物の栄養で生命を維持しなければならないが，消化吸収がうまくいかなければ，

[*1] Kawahara Akihiro，〒734-8551 広島県広島市南区霞1-2-3　広島大学病院漢方診療センター，助教
[*2] Ogawa Keiko，同，漢方診療センター長／教授

表 1. 気血津液の病態と症状

気の状態	症状・症候	代表的方剤
気虚	気力がない，声に力がない，自汗，風邪をひきやすい，食欲不振	四君子湯 六君子湯 帰脾湯
気陥	・気虚がさらに進んだ状態 ・呼吸がしにくい，立ちくらみ，めまい ・胃下垂，子宮脱，脱肛	補中益気湯
気滞・気鬱	・感情の鬱積，胃のもたれ，胸が詰まった感じ，頭重感 ・気の鬱滞は瘀血・痰飲の生成につながる	四逆散 半夏厚朴湯
気逆	・気が逆上した状態 ・動悸，吐き気，腹部から胸部に突き上げるような感覚，のぼせ，不眠	加味逍遙散 苓桂朮甘湯 釣藤散

血の状態	症状・症候	代表的方剤
血虚	顔色につやがない，口唇が淡白，爪がもろい，目のかすみ，動悸	四物湯 帰脾湯
瘀血	目の下のクマ，肌の荒れ，便秘，痔疾，口唇や皮膚の紫暗色，舌質が紫暗あるいは瘀点，夜間に増悪する症状，固定性の刺すような疼痛	桂枝茯苓丸 桂枝茯苓丸加薏苡仁 通導散 治打撲一方

津液の状態	症状・症候	代表的方剤
津液不足	目や口などの粘膜の乾燥状態，口渇	麦門冬湯
陰虚	・津液に加え，血・精も損傷を受けた状態 ・関節硬化，皮膚乾燥・萎縮，ほてり ・頬部の赤み	六味丸 滋陰至宝湯 滋陰降火湯
湿	・天候変化に伴う症状変化 ・浮腫，食欲不振，下痢，倦怠感	五苓散 防已黄耆湯 越婢加朮湯
飲	咳嗽，うすい痰，鼻汁，胃内停水，下痢	半夏厚朴湯
痰	咳嗽，喀痰，めまい，悪心・嘔吐	竹筎温胆湯

気の生成ができず，気が不足し，「気虚」の状態になる．気は常に体内を流れるエネルギーであり，気の運動のことを「気機」という．気機の失調には気が滞る「気滞」，気が流れずに滞った「気鬱」，気が上衝した「気逆」などの種類がある．フレイルでは，気の異常になりやすく，治療に際しては気機がどこでどのように阻まれているかが重要である．

2．血

胃によって取り込まれた水穀の気・津液，肺から取り込まれた清気が結びつき，血が生成される．血は全身に栄養・酸素を供給し，潤いを与える．また，五感を正常に機能させ，精神活動を行わせ，興奮を鎮める働きがある．女性の月経・妊娠・出産にも関連する．

血の量が不足するものを「血虚」，流れが滞ることによって生じる病態を「瘀血（おけつ）」という．血の産生・運動には気が必要であり，気虚も血虚・瘀血の原因になる．そのため，フレイルや，消耗性疾患では，気と血がともに不足した気血両虚・気鬱・瘀血をきたすことが多い．

3．津 液

津液は体内に存在する血液以外の正常な水（体液・分泌物）を指す．津液は胃で生成され，肺に送られる．その後，宣散と粛降という2つの経路で全身を巡る．宣散は体の上向き，表層部へ広がり，津液は汗などとして体外に放出される．粛降は体の下部，深層部に巡る経路になり，血管内を巡り，

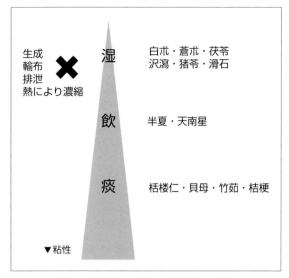

図 1. 湿飲痰の粘性と使用する生薬
湿＜飲＜痰の順に粘性が強くなる

関節の動きを滑らかにする．腎に回収され，尿となり，老廃物を体外に放出する．

津液の量が不足する場合を津液不足「陰虚」，津液の代謝障害により流れが滞った状態を「湿」，慢性化して粘稠になったものを「飲」，より粘稠になったものを「痰」という（図1）．

加齢により津液を生成する腎や脾の機能が低下すると，体を構成する液体（血も含む）が不足する陰虚となる．治療として補陰を行うが，湿・飲・痰が発生している場合には，気津の供給ができなくなるため（図2），それらを祛邪する治療を同時に行う．

五　臓

「森羅万象が木火土金水という5つの要素から成り，互いに関連し，バランスをとっている」という考え方を五行論という．人体においては肝心脾肺腎の五臓が相当し，病態を考える際，臓腑弁証として使用する．臓器の失調によりその臓器の担当する機能が損なわれ，臨床症状を呈すると考える．漢字が西洋医学で使用するものと同一であるが，これは，明治維新の際に，英語の臓器を翻訳するのに伝統医学の用語が使用されたことによる．そのため，漢方医学理論と西洋医学では臓器の働きとが異なるため，似て非なるものとして考えなければならない（図3-b）．この5つの構成要素は時計回りに次の要素を助長するサイクルをもつ．このことを「相生」という（図3-a，外周）．相生関係は母子関係ともいい，母を補うことで子も補われる．たとえば，風邪を引きやすく（肺虚），疲れやすい（腎虚）場合には，肺を補うことにより，肺の子である腎も補われ，疲労しにくくなるという結果が得られる．また，お互いの要素が制御する関係をもち，「相克」という（図3-a，星型）．

1．肝

全身に気・血・津液を巡らせ，必要なところへ適切に分配する疏泄作用をもつ．気の巡りをス

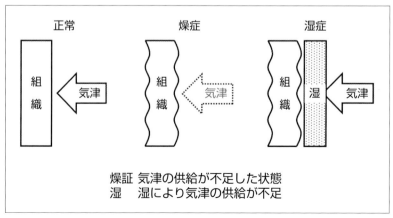

図 2. 気津の滞りによる組織障害

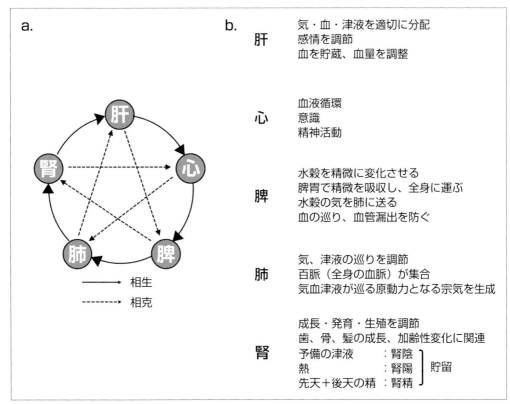

図 3. 五臓と役割

ムーズにし，気分は落ち着き，精神活動を安定させる．精神的フレイルにもかかわる重要な臓である．

疏泄が不足すると抑うつ，悲しみ，心配などの症状が出る．疏泄が急すぎると，易怒性，不眠，夢をよくみるなどの症状がみられ，抑肝散などを使用する．肝気が鬱滞し，のどがつかえた症状（梅核気・咽中炙臠）の第一選択は，半夏厚朴湯であるが，高齢者は陰虚を伴うことが多く，皮膚乾燥などを訴える場合には，補陰もできる滋陰至宝湯，滋陰降火湯を考慮する．

また，血を貯蔵，血量を調整する蔵血作用をもつ．脾虚になると，気血の化成がされず，肝血不足となる．肝血が不足すると肝の陽気昇泄が激しくなり，怒りやすくなる．抑肝散は認知症におけるBPSD（behavioral and psychological symptom of dementia）のうち，易怒性，興奮などの陽性症状に対し有効であり[1]，日本老年医学会が発刊した「高齢者の安全な薬物療法ガイドライン2015」にも記載されている．

2．心

心は血脈，意識を管理する．この働きは心気，心陽，心血，心陰により，これらの虚により症状を呈する．また，全身の熱源をつかさどる．

3．脾

飲食物は胃で消化され，小腸で必要な栄養（水穀の精微）を取り出され，脾へ送られる．水穀の精微は気・血・津液へ生成（化成作用）され，全身に運ばれる（運化）．水穀の気を体の上へ運び肺まで送り（昇清作用），血が血管内を一方向に巡るように導き，血管から漏出するのを防ぐ（統血作用）．

加齢により，脾の機能が悪くなると，脾気虚という状態になる．運化作用が低下し腹部膨満，食欲不振，吐き気などの胃腸症状，水穀の精微が不足するため，体が痩せ衰え，四肢倦怠感が出る．症状が進行すると，腹部の冷え，下痢症状が加わり，脾陽虚という状態になる．長期にわたり脾陽が虚すれば，水穀の精微が供給できず，腎陽を養えないので脾腎陽虚となる．このように，脾はフレイルに密接にかかわっている．

四君子湯は補気剤の基本的な方剤になる．六君子湯は四君子湯に半夏・陳皮が足されており，摂食や，胃・十二指腸運動増進作用を有するグレリンの作用を増強することが示唆されている[2]．ただし，脾気虚が著しく，吐き気が強くなる場合があり，四君子湯，脾胃虚に使用する人参湯にするとよいことがある．補中益気湯は消化機能が衰え，食欲不振，四肢倦怠感のあるものに使用する．十全大補湯は補中益気湯を処方する患者の症状に加え，貧血，皮膚乾燥などのあるものに適応がある．人参養栄湯は認知機能を改善する遠志を含み[3]，気力低下，不安などの精神的フレイル改善作用も期待できる．冷えに対しては人参湯，真武湯を使用する．

4．肺

肺は清気を吸入し，体内の濁気を排出する．吸入した清気と脾胃で吸収した水穀の精微と腎精から生じた腎気が肺で合流し，宗気を生成する．宗気は全身の気の根源となるため，肺気が不足すると気虚の症状が現れる．また，肺は宣発（上・外向きに広く行き渡らせること）・粛降（下・内向きに綺麗にさせ通ること）により，呼吸，津液の輸送・代謝，免疫機能をつかさどる．

病態として肺の呼吸機能が低下している肺気虚，津液の代謝異常による肺陰虚などがある．肺の機能が低下すると肺気虚となり，慢性咳嗽，元気がなく疲れやすい症状が現れる．肺陰虚は機能低下により津液が不足した状態であり，フレイルのある高齢者によく認められる乾性咳嗽，血痰，嗄声などがみられる．

宣散作用：濁気の呼出，水穀の精微を全身に散布，不要なものを汗として排出

粛降作用：清気の吸入，清気と水穀の精微を体の下に散布し，不要なものを尿として排出，肺や気道の異物を吐き出して清潔にする

5．腎

親から受け継いだ生殖の精（先天の精）と食べ物から取り入れた栄養（後天の精）が結びついたものを腎中の精気：腎精といい，腎に蓄えられている．

腎精が不足する状態を「腎虚」と呼び，生殖機能や排尿機能が低下し，加齢がすすむ．過労，睡眠不足，過度な性行為が原因となるため，規則正しい生活を送ることが重要になる．腎は臓腑を滋養し，潤す物質である腎陰，体の熱源である腎陽も蓄えている．腎陰と腎陽のバランスが崩れると，腎陰虚（水分不足）の症状や，腎陽虚（熱源不足）の症状，両方の症状がみられることもある．また，肺の吸気を腎が体の深部に取り込み，正常なガス交換を行う納気作用をもつ．納気作用が衰えると，浅い呼吸しかできなくなり，呼気はできるが，吸気はしにくい状態になる．

感染症

まだ抗生物質もワクチンもなかった時代では，漢方医学にて感染症を加療していた．急性感染症の治療を，時系列および臨床症状を6つの病期で考える六経弁証（表2），病が重篤になるとともに体の表面から深部に進行する過程を分類した衛気営血弁証（表3）で処方を考える．

発病初期〜中期は前述した六経弁証のうち，三陽病期（太陽，陽明，少陽）にあたる．発熱，悪寒，悪風の有無，食欲不振，嘔吐などの消化器症状，排尿，排便を聞き，病位を定める．生体反応と病勢によって変化する臨床症状にて分類される．各々の病位で使用する薬剤が定められており，使用薬剤を選択する．

健康な状態では生体内に存在せず，存在すれば整体の機能に障害をきたすものを「邪」という．そのうち，外から侵入する外邪（風・寒・暑・湿・燥・火）と，生体内で生じる内邪が存在する．風邪（一般的な感冒が含まれる）が体表を侵襲すると，悪寒・発熱・頭痛，鼻汁・咳嗽，喀痰の症状が出る．悪寒が強い場合は寒邪を伴い「傷寒」という．風寒の邪に対する治療方針は，六経弁証で考え，辛温解表薬を使用する．咽頭痛，熱感が強いが悪寒があまりないものは熱邪を伴い「温病」という．風温の邪に対する治療方針は，衛気営血弁証で考え，辛涼解表薬を使用する（表4）．

表 2. 傷寒論における六病位

病期	大綱	特徴	脈や舌, 腹症	主な処方
太陽病	太陽之為病, 脈浮, 頭項強痛, 而悪寒	頭痛, 発熱, 悪寒, 悪風	特になし	麻黄湯 桂枝湯 葛根湯
陽明病	陽明之為病, 胃家実是也	胃に実邪がある. 腹満便秘, 潮熱, 時に譫語（精神が混濁しうわ言を口走ること）	脈は洪大, 沈実 舌苔は黄, 厚い	大承気湯 調胃承気湯 白虎加人参湯
少陽病	少陽之為病, 口苦, 咽乾, 目眩也	寒熱往来, 口が苦い・乾く, めまい	胸脇苦満	柴胡桂枝湯 小柴胡湯 大柴胡湯
太陰病	太陰之為病, 腹満而吐, 食不下, 自利益甚, 時腹自痛, 若下之, 必胸下結鞕	腹満, 下痢, 腹痛	腹は虚満	桂枝加芍薬湯 桂枝加芍薬大黄湯
少陰病	少陰之為病, 脈微細, 但欲寐也	悪寒, 倦怠感, 四肢の冷え	脈は微細 腹は軟弱	真武湯 麻黄附子細辛湯
厥陰病	厥陰之為病, 消渇, 氣上撞心, 心中疼熱, 飢而不欲食, 食則吐蚘, 下之利不止	上熱下寒（戴陽）, 四肢の冷えがひどい, 下痢, 食欲不振	脈は沈微細 腹は軟弱無力	茯苓四逆湯 （真武湯＋人参湯）

表 3. 温病における衛気営血弁証

	症状	主な処方
衛分証	発熱・微かな悪汗・咽頭痛・口渇・頭痛・脈浮数（指を軽く当ててもはっきりと触知でき 90/min 以上）	葛根湯合桔梗石膏 升麻葛根湯
気分証	悪寒のない発熱が持続する・口渇・汗がスッキリでない・尿が濃い・舌苔黄・脈数（90/min 以上）	麻杏甘石湯 白虎湯 白虎加人参湯 大承気湯 黄蓮解毒湯
営分証	高熱・心煩・不眠・発疹	清営湯（エキス製剤なし） ≒温清飲合麦門冬湯
血分証	DIC（播種性血管内凝固症候群）	犀角地黄湯（エキス製剤なし） ≒大黄牡丹皮湯合四物湯

表 4. 傷寒・温病

	傷寒	温病
病因	風寒邪	風熱邪
邪の侵入経路	皮毛	口・鼻腔
病機	邪が肌表にたまり, 邪正闘争（邪気が生態を侵襲することによる生体反応）により化熱した邪が体内に入る. 病の進展を六経弁証で分ける.	温邪は, 熱証が明らかで, 化燥傷陰しやすく, 伝変が迅速である. 変化の過程に分ける.
初期症状	悪寒, 発熱, 頭痛, 身体痛, 無汗, 脈浮緊	発熱, 悪寒, 口渇, 咳嗽, 無汗あるいは少汗, 頭痛, 舌縁紅・脈浮数
治療法	辛温解表	辛涼解表

1．六経弁証

1）太陽病

太陽病に使用する薬剤は麻黄湯，桂枝湯から派生したものである．

(1) 表寒実証

発熱・悪寒が著明で高熱があり，頭痛，筋肉痛，関節痛，咳嗽などの臨床症状が同時に現れる．この状態に対し，薬剤にて体温を上昇させ，発汗させる（発汗解表法）．感染により体温上昇のセットポイントが上昇している状態であり，解熱薬は併用しない．

・**大青竜湯**（麻黄湯＋越婢加朮湯：麻黄・桂枝・炙甘草・杏仁・生姜・大棗・石膏）

・**麻黄湯**（麻黄・桂枝・杏仁・炙甘草）

感染症に対する抵抗力が強い患者（表実）において，感染初期に風寒の邪により体表血管の収縮，汗腺の閉塞，筋肉の緊張・ふるえ（表寒）などにより体温の放散抑制，熱産生をする反応がみられる．結果として悪寒，発熱，無汗，頭痛，身体痛，脈が浮くなどの症状を呈する状態に使用する．つまり，体の抗病反応が十分に働き，抵抗力が強い状態のことであり「表寒・表実」と呼ぶ．大青竜湯は麻黄湯の加味方であり，表寒・表実の症状に加えて，口渇，イライラしてじっとしていられない，眼の充血など裏熱の症状があるものに投与する．

・**小青竜湯**（麻黄・桂枝・半夏・乾姜・細辛・五味子・白芍・炙甘草）

漢方医学において肺は呼吸，水分代謝を調整する臓器と考える．風寒の邪が肺の粛降作用（ガス交換），水分の停滞を起こすことにより，咳嗽，喘鳴，白色の薄い大量の痰，鼻汁，鼻閉の寒痰の症状を呈したものに表寒の症状がみられるもの．

・**麻杏甘石湯**（麻黄・杏仁・石膏・炙甘草）

風熱の邪により熱が肺に鬱積したもの（熱邪壅肺）で高熱，煩燥し，呼吸は粗く，咳嗽し，黄色痰のあるもの．

・**葛根湯**（葛根・麻黄・桂枝・生姜・炙甘草・白芍・大棗）

表寒表実で頂背部が凝っており，悪風（衣類の薄い時に飲み覚える軽傷の寒気），無汗である．

麻黄湯と桂枝湯の中間と考える．鼻閉，頭痛が強ければ，葛根湯加川芎辛夷を選択する．

＊発汗解表法の後に汗が止まらなくなることがある（脱汗）．脱汗に対し桂枝加朮附湯，真武湯を使用する．

○麻黄に含まれるエフェドリンなどのアルカロイドは，胃液酸度が低いと吸収率がよくなるため，麻黄を含む処方は食後に服用したほうがよく効くといわれることが多い．

○インフルエンザなどの急性疾患では服用を頻回にして効果を上げるようにするのが一般的である．

(2) 表寒虚証

比較的臨床症状が軽微で微熱，悪風があり，皮膚が少し汗ばんでいる．

・**桂枝湯**（桂枝・芍薬・甘草・生姜・大棗）

飲み終わって暫くして熱い薄い粥をすすり，薬力を助ける．布団で覆い全身から少し汗が出る程度で止める．一服して汗が出て病気が治れば服用を中止する．もし汗が出なければ，さらに前述のとおり服用する．それでも汗が出なければ投与間隔を短縮し，半日の間に3回内服する．この際，食事を禁じ，果実，冷たい飲み物，粘ったもの，ぬるぬるしたもの，肉，麺類，ニンニク，ニラ，タマネギ，酒，バター，悪臭のものは食べてはいけない．

2）陽明病

風寒の邪が胃腸に入った状態を指す．太陽病の時期で治癒せず，稽留熱が持続する時期のこと．

・**白虎加人参湯**（石膏・知母・甘草・粳米・人参）

持続的な高熱，多汗，強い口渇のある状態に使用する．

・**大承気湯**（大黄・芒硝・厚朴・枳実）

悪寒を伴わない持続的な発熱，発汗多量により便秘，高熱によるうわ言がみられる．大承気湯により下法（排便させることで治癒させる）を行う．

3）小陽病

太陽病の段階で治癒せず，上気道症状や食欲不振，吐き気などの症状が現れる．

発熱と悪寒が繰り返す寒熱往来（弛緩熱）という熱型が現れる．

・**小柴胡湯**（柴胡・黄芩・半夏・人参・生姜・甘草・大棗）

小陽病の基本処方．寒熱往来，吐き気，食欲不振を伴う．

・**竹茹温胆湯**（半夏・茯苓・生姜・陳皮・竹茹・枳実・甘草・柴胡・香附子・桔梗・麦門冬・人参）

小柴胡湯の加減方であり，夜間に増強する咽頭痛，咳嗽，痰がみられる．

4）太陰病

邪が太陰（脾）の部位に侵入し，脾の機能を障害したもの．脾は消化吸収をつかさどるため，腹痛，下痢などの症状がみられる．

・**桂枝加芍薬湯**（桂皮・大棗・芍薬・甘草・生姜）

脾の機能を正すため，桂枝湯に腹痛を和らげる芍薬を追加する．

・**桂枝加芍薬大黄湯**（桂皮・大棗・芍薬・甘草・生姜・大黄）

腹部が硬く便秘するものには大黄を追加する．

5）少陰病

邪が少陰（心・腎）の部位に侵入し，心腎両虚の状態のもの．心は火（全身の熱源），腎は水の調節を行う．心の機能低下は寒証になるため温める治療法，腎の機能低下は水の停滞をもたらすため，利水（水の代謝を促す）治療法を選択する．

・**麻黄附子細辛湯**（麻黄・細辛・附子）

麻黄と附子で解表，散寒させる．附子は腎陽を補う．

・**真武湯**（茯苓・芍薬・白朮・生姜・附子末）

邪により腎陽虚となるため腎の水代謝が制御できなくなる．咳嗽や下痢がみられる．

6）厥陰病

邪が厥陰（足厥陰肝・手厥陰心包）に侵入し，気機を阻滞し，心から生じた心包（心臓を包む外側の皮膜）の熱が下達できなくなる．上部では熱証が生じ胸中の熱感，強い口渇，飢餓感など，下部では温煦が不足し，寒証が現れ，食欲不振，腹や下肢の冷えがみられる．治療法は温陽散寒になる．また，肝の蔵血機能が障害され，手足の冷えなどがみられる際は，治療法は温経散寒，養血になり茯苓四逆湯（真武湯＋人参湯）を使用する．

・**茯苓四逆湯**
・**真武湯**（茯苓・芍薬・白朮・生姜・附子末）
・**人参湯**（人参・甘草・白朮・乾姜）

2．衛気営血弁証

温病は，衛分証（えぶんしょう）→気分証（きぶんしょう）→営分証（えいぶんしょう）→血分証（けつぶんしょう）と進行する．病態が進行すると体表から体内奥深くまで邪が侵入するという考え方である．

スペイン風邪に対する過去の処方例

インフルエンザ・パンデミックは，20世紀に入って以降，3度記録されている．1918～1919年のスペインインフルエンザ（A/H1N1亜型）は通称スペイン風邪とよばれ，第一次世界大戦中の1918年に流行が始まり，患者数は世界人口の25～30％，死亡者数は全世界で4,000万人（WHO）ともいわれている．日本の内務省統計では約2,300万人の患者と約38万人の死亡者が出たと報告されている[4]．ステロイドの発見もされていないこの時代，先人達はスペインインフルエンザに対して漢方薬を使用した．

折衷派の浅田流の記録には「師の木村医院に来た流感（注：スペインインフルエンザ）の中で死亡したものは一人もなかったと師博昭先生から聞いている．先生はこれに用いられた薬方は，初期にて悪寒戦慄のあるものには，葛根湯を温服せしめて発汗させて邪気を除くことによって，肺炎の併発を防ぎ，其の後の病症は多く陽明病に移行するので，主に小柴胡湯の証となり，咳嗽，喀痰あるものには，小柴胡湯加桔梗，石膏，知母，麦門冬を与えて多くは快癒したのであるが，初期において高熱を発したものには柴葛解肌陽や大青竜湯にて発汗解熱させ，また肺炎の疑いのあるものまたは肺炎に罹かっていたものには柴陥湯加竹筎，クループ性肺炎には竹茹温胆湯で死期から脱し得た

ものであった[5]」とある．つまり，悪寒戦慄があれば葛根湯，その後，小柴胡湯加桔梗石膏，高熱があれば柴葛解肌湯（葛根湯＋小柴胡湯加桔梗石膏），大青竜湯（越婢加朮湯＋麻黄湯），肺炎には柴陥湯もしくは竹筎温胆湯，初期は傷寒論に従い，太陽病として主に葛根湯，病勢が激しい場合には大青竜湯を用いていたことがわかる．

後世派に分類される一貫堂の森道伯は病態を肺炎型：小青竜湯加杏仁・石膏（小青竜湯＋麻杏甘石湯），胃腸炎型：香蘇散加半夏・茯苓・白朮（香蘇散＋六君子湯），脳炎型：升麻葛根湯加川芎・白芷・細辛（升麻葛根湯＋川芎茶調散）の3型に分け，効率的に治療を行った[6]．

後遺症

COVID-19に感染後，回復時に様々な症状が出現し，他のウイルス感染，重症疾患，敗血症から回復する際の症状に類似している．後遺症として頻度が高いものは，疲労感，呼吸困難，胸痛，咳嗽などが報告されている[7]．身体的な問題以外にもCOVID-19の感染後に不安，うつ病，PTSD（心的外傷後ストレス障害）など精神的な症状を呈する[8]〜[11]．

嗅覚障害，味覚障害に対してはウイルスによる嗅球の神経障害が指摘されている．嗅細胞の再生には嗅球の神経成長因子（nerve growth factor：NGF）が関与することが動物実験で証明され，基礎研究において当帰芍薬散，人参養栄湯がNGFを増加させることが報告されている[12][13]．

・**補中益気湯**（黄耆・甘草・大棗・人参・白朮・乾生姜・当帰・陳皮・升麻・柴胡）

症状は治まったが，無気力，倦怠感が著明，十分な体力の回復がない場合に使用する．

・**人参養栄湯**（人参・白朮・茯苓・黄耆・甘草・地黄・当帰・芍薬・遠志・五味子・桂皮・陳皮）

病後の体力低下，疲労倦怠，食欲不振，寝汗，手足の冷え，貧血がある．

・**帰脾湯**（人参・黄耆・白朮・甘草・遠志・酸棗仁・竜眼肉・木香・生姜・大棗・茯苓・当帰）

体力の低下した人で，精神不安，心悸亢進，不眠などの精神症状を訴える．

おわりに

漢方による治療は西洋医学と理論が異なり，近寄り難い印象をもつが，明治時代までは本邦においては主たる医療であった．使い方がわかれば，敵と戦う武器が増える．西洋医学，漢方医学の両方を使いこなし，患者によりよい治療を提供したい．

参考図書
・小川恵子：Kampo Medicine　経法理論への第一歩．全日本病院出版会，2020．
・安井廣迪：医学生のための漢方医学　基礎編（改訂版），初版：151，東洋学術出版社，2021．
・神戸中医学研究会（編著）：基礎中医学，第4刷．燎原書店，2003．

引用文献
1) Matsuda Y, Kishi T, Shibayama H, et al：Yokukansan in the treatment of behavioral and psychological symptoms of dementia：a systematic review and meta-analysis of randomized controlled trials. Hum Psychopharmacol, **28**：80-86, 2013.
2) Arai M, Matsumura T, Tsuchiya N, et al：Rikkunshito improves the symptoms in patients with functional dyspepsia, accompanied by an increase in the level of plasma ghrelin. Hepatogastroenterology, **59**(113)：62-66, 2012.
3) Lee JY, Kim KY, Shin KY, et al：Effects of BT-11 on memory in healthy humans. Neurosci Lett, **454**(2)：111-114, 2009.
4) 池田一夫，藤谷和正，灘岡陽子ほか：日本におけるスペインかぜの精密分析．東京健安研セ年報，**56**：369-374, 2005.
5) 高橋道史：浅田流 漢方診療の実際：304，医道の日本社，1977.
6) 矢数 格：漢方一貫堂医学：195，医道の日本社，2002.
7) Carfi A, Bernabei R, Landi F：Persistent Symptoms in patients After Acute COVID-19. JAMA, **324**(6)：603, 2020.

8) Forte G, Favieri F, Tambelli R, et al : COVID-19 Pandemic in the Italian Population : Validation of a Post-Traumatic Stress Disorder Questionnaire and Prevalance of PTSD Symptomatology. Int J Environ Res Public Health, **17**(11) : 4151, 2020.

9) Xiong Q, Xu M, Li J, et al : Clinical sequelae of COVD-19 survivoirs in Wuhan, China : asingle-centre longitudinal study, Clin Microbiol Infect, **27**(1) : 89, 2020.

10) Halpin SJ, Mclvor C, Whyatt G, et al : Postdischarge symptoms and rehabilitation needs in survivors of COVID-19 infection : A cross-sectional evaluation, J Med Virol, **93**(2) : 1013, 2021.

11) Taquet M, Luciano S, Geddes JR, et al : Bidirectional associations between COVID-19 and psychiatric disorder : retrospective cohort studies of 62354 COVID-19 cases in the USA, Lancet Psychiatry, **8**(2) : 130, 2021.

12) Qing-Hua S, Toriizuka K, Guang-Bi J, et al : Long Term Effects of Toki-shakuyaku-san on Brain Dopamine and Nerve Growth Factor in Olfactory-Bulb-Lesioned Mice. Jpn J Pharmacol, **86** : 18, 2001.

13) Qing-Hua S, Toriizuka K, Iijima K, et al : Effects of Ninjin-yoei-to(Rensheng-Yangrong-Tang), a Kampo medicine, on brain monoamine and nerve growth factor contents in mice with olfactory bulb lesions. J Trad Med, **18** : 64, 2001.

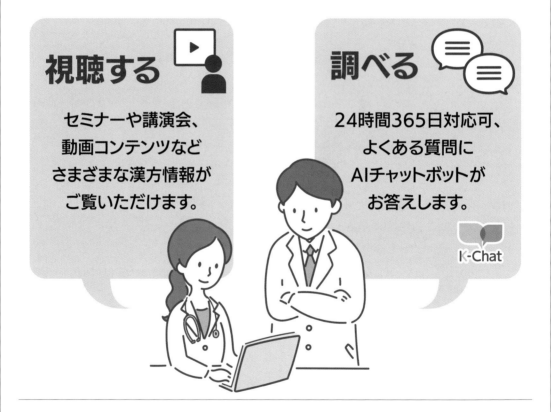
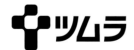

MB ENT, 297 : 31-37, 2024

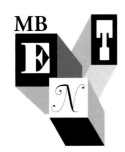

◆特集・漢方治療を究める

漢方医学的診察法と処方
―特に舌診を中心に―

三谷和男*

Abstract 望診は漢方医学的診察では重要な位置を占めている．西洋医学が「個々の臓器組織を分析してみていく」のに対し，望診は「病人全体（の雰囲気）を把握する」ことに重点が置かれる．舌診は望診の一環であり，舌診を学ぶことは望診を理解することと同義とみて過言ではない．我々は舌を診るとき，無意識のうちに色と形（あるいは動きも含めて）でサイエンスの基本である普遍性・再現性を求めてしまいがちである．しかし，舌診は「視」診ではない．「舌診では特に所見はありません」こそ，漢方医学的である．診察した医師にとって病人の舌の「訴え」を捉えられないときにこの表現が用いられる．一方，「舌体（質）は淡紅色，亀裂があり・・・」は，望診ではない．「視」診の所見である．望診では，舌の色と形も必要であるが，我々が病人の舌（の訴え）をどう受けとめたかがポイントである．最後に錯視の存在と全体像をみる必要性を説くゲシュタルト心理学を紹介する．

Key words 漢方医学(Japanese Kampo medicine)，舌診(examination for a sick person's tongue)，望診(grasp a sick person's atmosphere)，錯視(optical illusion)，ゲシュタルト心理学(Gestalt psychology)

はじめに

　漢方製剤が全面的に保険診療に適用され，広く先生方に使用されるようになって既に50年近い歳月が流れた．この間，「漢方薬には副作用がない」といった神話と，「西洋医学では対応できない様々な病態にも有効」といった喧伝を背景に，飛躍的にその使用量が増えた時期もあった．確かに，漢方が多くの病人の福音となったことは事実である．しかし，漢方が本当に西洋医学でしっかり仕事をしておられる先生方に受け入れられたのかどうかを考えてみると，疑問符をつけざるを得ない．漢方の勉強会に出席してくれた大学時代の友人と話をしたときのことである．「漢方上達のカギは，傷寒論の法則を学ぶこと，薬方を点ではなく線あるいは面で考えられるかどうかやね．」「ふーん，そうなんか．僕は，また，あの多くの番号（くすりの番号）の中から正解を選ぶ，そんな世界かと思っていたよ．だから，閉ざされた世界のような気がして今一つ興味がもてなかったんや．」「そうなんか・・・そんなんやったら，面白くないよな．」うーん，考えさせられた．漢方薬につけられている番号は，漢方薬をあたかも西洋薬の一つとして使ううえでは便利である（エキス剤は，漢方薬を一つの西洋薬として用いるというコンセプトもあった）．でも，便通の改善に役立つとされる薬方一つとってみても，126番（麻子仁丸）と133番（大承気湯）の接点に小承気湯（枳実，厚朴，大黄）があることが理解されなければ，「あてもん（当て物）」になってしまう．「少陰承気」に対しては大承気湯であるが，そう思いきって向き合えているであろうか？　その経過の中で，「効いた，効かない」を「対西洋医学」という図式に当てはめすぎたのか，「驚くべき効果」が前面に出されすぎ

* Mitani Kazuo, 〒593-0824 大阪府堺市西区鳳東町4-354-1 三谷ファミリークリニック，院長／奈良県立医科大学大和漢方医学薬学センター，副センター長・特任教授

たのか，漢方の世界に集い，まじめに勉強しようという多くの真摯に向き合う先生方が，離れていかれた時期もあった．

今回，漢方医学的診察法についてお話させていただく機会を得たので，診断即治療の原則，四診（特に舌診）について，病人の理解を通して，原点に戻って考えていきたいと思う．

漢方医学の四診について

西洋医学では，四診といえば「視，聴（聞），問，触」であるが，漢方医学では「望，聞，問，切」となる．この中で，特に強調したいことは「望診」の重要性である．「望」という字の成り立ちを調べてみると，背伸びをして遠くのほう（の雰囲気）をみる，というのが本来の字義である（白川　静：字統，2007）．したがって，「分析」的な見方ではなく，あくまでも「全体を大づかみにする」という発想で行わねばならない．患者が診察室に入ってこられた瞬間から診療は始まる，と内科診断学で教えられたが，漢方診療でもこの原則は同じで，病人が入ってこられた時に「大づかみ」できるかどうかがカギとなる．望診の中核をなすのが舌診である．筆者も，勉強会ではスライドを提示して解説しているが，いつも「実際とは違うなぁ」と感じている．それは，「色や形」が実際とちょっと違う，というのではない．「色や形」の些細な差違は，ほとんど問題にしなくてよいと思う．何が違うか，もうお気づきかと思うが，「診察室に入ってこられた時の病人の雰囲気」が，スライド写真には盛り込まれないからである．「この病人は，毎日商店街でお煎餅をずっと焼いてはってなぁ・・・」どんな仕事をされているかわかっているのといないのとでは，たった一枚の舌の写真で「何で，そこまでわかるの？」ということになる．

舌所見は，症状の進退，病態の虚実，陰陽あるいは気血の状態，病邪の深浅などを反映するものとして，重要な診断方法である．しかし，実際の臨床では，疾病が重篤であるにもかかわらず舌所見に変化がなかったり，健康な人であっても異常

な舌所見が表われることもあるので，舌所見のみによって病態を把握することは危険である．病歴，自覚症状，臨床検査所見など，総合的に考えることが必要である．また，中医学の臨床では舌面をいくつかの部分に分けて，臓腑との関連を考察している．この分け方は，学説によって多少の違いがあるが，舌根は腎に属し，舌中は脾胃に属し，舌尖は心に属し，舌辺は肝・胆に属す，と考えられている．舌の部位によって臓腑の虚実を知る方法は，診断上参考にはなるが，あまりワンパターンの機械的なとらえ方では誤診のもとになる．西洋医学で，画像診断のスペシャリストが1枚の写真から詳細に所見を解説されるのとは明らかに違う．

舌診が望診であるのに対し，脈診や腹診は切診になる．特に，腹診は日本漢方の歴史の中で大きな役割を果たしている．ただ，多くの場合，腹力は？　腹直筋の緊張は？　胸脇苦満があるのか？　圧痛点は？　といった具体的な診察のポイントに重点が置かれがちで，肝心なことが論じられていない．もちろん，所見を丁寧に正確にとることは重要である．どういった処方でいくか，の要であるから集中するのもわかる．しかし，それは前提で，漢方診療の腹診は，病人に安らぎを与えることが不可欠である[1]．これを安神作用と呼んでいるが，「あの先生にお腹をみてもらうと，それだけで病気が治った気がするね」と思ってもらえるような努力が必要である．「はぁ？　そんなん・・・」と思われる先生，もう一度考えてみていただきたい．

舌診の実際

1．舌質（舌体）についての検討

1）色　調

(1) 淡紅色～淡白紅色（図1）

考えられる病態は，貧血症・蛋白代謝障害・組織の浮腫である．これを漢方医学では気血両虚と考える．気虚に対する代表的な方剤は，四君子湯，補中益気湯，血虚に対する代表的な方剤は四物湯である．さらに，湿潤していれば陰虚寒湿と考え，

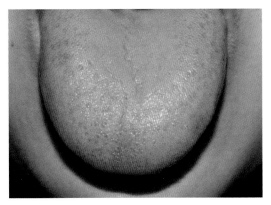

図 1. 淡紅色～淡白紅色

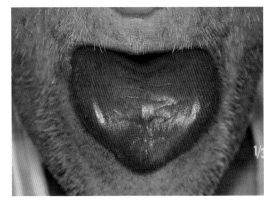

図 2. 紅色～深紅色

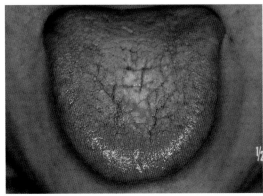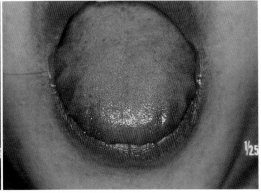

図 3. 紫がかった色調（くすんだ色調）

乾姜・附子・桂枝を，乾燥していれば六味丸，補中益気湯を考える．

(2) 紅色～深紅色（図2）

考えられる病態は，ある程度進行した急性熱性疾患である．明るい色調は実熱タイプで，口渇を伴うことが多く黄連・黄芩・黄柏・山梔子・知母・石膏を用いる．逆に，暗色調は虚熱タイプと考え，口渇はなく，温湯を好む傾向にある．方剤としては養陰剤（麦門冬，人参）あるいは附子剤を用いる．急性熱性疾患が進行すると，循環障害の存在を考え，舌苔（糸状乳頭の発育）の観察がポイントとなる．発育が良好であれば肝・胆に問題があると考え，柴胡・黄連・山梔子を，一方，発育不良であれば腎気の欠乏と考える．

(3) 紫がかった色調（くすんだ色調）（図3）

こういった色調の方は「腎陰が枯れる」病態の存在を念頭に置く．もっとも，急速に津液が減少している場合には，補液が必要である．漢方薬としては，滋潤剤（阿膠・地黄（生）・天門冬・鶏子黄）を選択する．「腎陰が枯れている」人をみれば，病の進行（呼吸および循環障害の増悪）を考えないといけない．西洋医学による対策が必要であるが，漢方医学的には腫脹した人は血水証，痩せた舌の方は気血証として対策を講じる．

2）舌質の形態

先ず，胖大かどうかを検討する．舌質（舌体）が口角よりも大きいか，小さいかがポイントである．次に，辺縁に凹凸があるか（歯痕）の存在をみていく．舌体が痩せた方は気虚とみて人参・黄耆・甘草を，胖大舌の方は水毒とみて，茯苓・朮（特に蒼朮）・沢瀉・猪苓・木通・車前子・滑石を選択する．

舌が腫大する病態としては，結合織の増殖，組織間浮腫，血管系・リンパ系の循環障害より，内分泌系疾患（甲状腺機能低下症など），稀には原発性アミロイドーシスを念頭に置く．腫大して色調が淡紅色であれば，「気血トモニ虚ス（気血両虚）」であり，補血剤（当帰・地黄（熟）・阿膠・芍薬）が

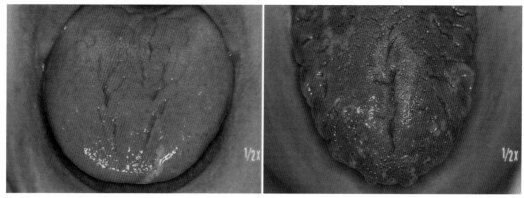

図 4. 人文字様の亀裂

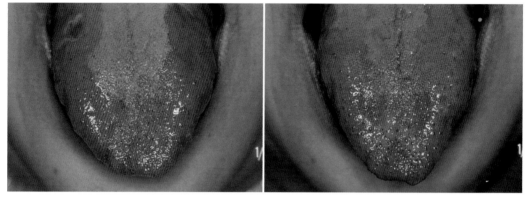

図 5. 地図状舌

適応となり，腫大して色調が赤(紫)色の方には清熱剤(石膏・知母・黄連・黄芩・黄柏・大黄・茵蔯蒿・山梔子・竜胆・決明子)などを用いる．

　舌の痩せる病態は，粘膜・組織の萎縮，脱水症，消耗性疾患である．筆者は，脳神経内科の出身なので筋萎縮性側索硬化症の方では fasciculation とともに高度の萎縮を認める．まあ，これは稀なケースである．　通常の外来では，色調が深紅色であれば，「熱盛ンニヨル津液不足」なので清熱剤が中心となり，高齢で消耗性疾患をもっている方には滋潤剤(地黄(生)・麦門冬・天門冬・玄参・鼈甲・枸杞子・亀板膠など)で対策を図る．色調が淡紅色の方は，血虚(場合によっては陰虚的な所見もある)の証なので，補血剤が中心となる．

(1) 舌背面の亀裂，溝(人文字様の亀裂)(図 4)

　急性熱性疾患であれば脱水の所見，慢性(消耗性)疾患であれば舌粘膜の萎縮より気虚・気鬱証と考える．厚朴・紫蘇葉・桂枝・荊芥・防風といった生薬を使う．

(2) 地図状舌(舌苔がまだらに付着している) (図 5)

　糸状乳頭の消失と再生がめまぐるしい状態と考える．帯白色の境界のはっきりした斑絞をつくり，不定型の地図状の白苔が散在したものである．苔のない部分には上皮細胞の増殖を認める．この斑絞は辺縁が拡がり，中心部は赤く，平滑になる．こうした地図状の模様は毎日変化する．糸状乳頭の消失と再生が著しく，4 歳以下の乳児にもっとも多くみられる．「地図状舌は治療を要しない」と一般的にいわれているが，その原因として，心理学的因子が認められることがわかってきている．つまり，精神的に安定しているときよりも，情緒不安定なときに，こうした所見が増悪することが明らかになっている．地図状舌をもつ乳児では，脂漏性皮膚炎と喘息性気管支炎を併発する比率が，有意に高いことも明らかになっている．このことから「陰陽トモニ虚ス」あるいは「肝気盛ントス」という立場で薬方を与えることが必要である．

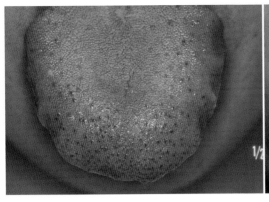
a．水滞

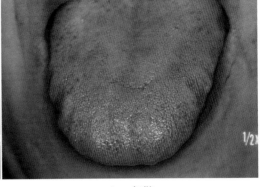
b．気鬱

図 6．歯痕

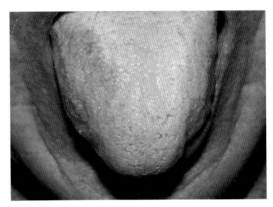

図 7．熱証

3）気血水と舌（図 4）

（1）気虚，気鬱，気滞にみられる所見として，舌体が口角より小さくて歯痕がある，人文字様の亀裂の存在，さらに地図状の苔を認めたとき，気剤（芳香精油成分の多い薬物）を用いる．厚朴・紫蘇葉・桂皮・陳皮・柴胡・甘草・茵蔯蒿などが代表である．

（2）瘀血，血虚の病人は舌体の色調が深紅色ないし紫紅色を呈することが多い．舌下静脈の鬱滞や舌尖の潮紅に加え，忘れてはならないのが，歯肉の色調はどうか，である．代表的な駆瘀血剤として桃仁・牡丹皮，動物性生薬として䗪虫，水蛭，血虚の方には四物湯（当帰・川芎・芍薬・地黄）などが代表である．

（3）水毒の方の場合，舌体の腫脹（口角よりも大きい），さらに湿潤の程度が重要である．色調は淡白紅色のことが多く，利水剤，駆水剤の適応となる．茯苓・朮・猪苓・沢瀉・防已・黄耆・附子・生姜・石膏などが代表的な生薬である．

2．舌苔について

1）舌苔の定義

剥離した上皮細胞，食物残渣（微細），唾液・粘液などの分泌物，細菌・真菌類などが，糸状乳頭の間隙に蓄積したもので，唾液の分泌の減少により生じやすいと考えられる．舌苔の意味するところは「胃気の消長」であるが，胃気＝正気であり，必ずしも消化管の状態を反映しているものではない．

2）正常と考えられる舌苔

舌体の上に一様な白浄苔，中根部（脾胃の働きに対応）にやや厚い苔の付着を認めるといわれている．特に，厚い苔の場合，痰湿か飲食の停滞を考え，中根部の苔が消失している方は上焦，胸隔部の邪の存在を疑う（図 7）．

3）舌苔の色調

舌苔の色調の意味を考える．白苔は表証つまり，表熱，表寒型であり，糸状乳頭が浄苔であれば小柴胡湯の抵抗，膩苔であれば寒湿・痰飲として半夏瀉心湯や平胃散を念頭に置く．白色から黄色に変化するにつれ，熱証の傾向が強まっていく．陽明病位は便が秘結することが多く，瀉剤の適応が多くなっていく．浄苔で軽度の湿潤であれば，白虎湯・瀉心湯・大柴胡湯など，さらに，粘性の強い膩苔であれば，黄連解毒湯合橘皮枳実生姜湯や三黄瀉心湯合茯苓杏仁甘草湯の適応となる．黒苔は，熱邪が裏に入った所見で，江戸時代

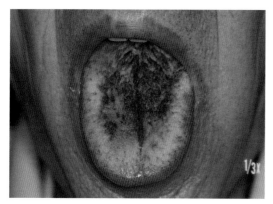

図 8. 黒舌

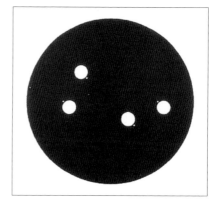

図 9. 錯視
（文献 8 より）

には死の証といわれ，予後不良とされていたが，嫌気性菌（群）の関与が考えられる（図 8）.

もう一つ，舌苔の観察では，乾燥しているか，湿っているかは大事な所見である．舌体が紅色で乾燥して亀裂がある場合は，白虎湯・瀉心湯など，湿潤で厚い膩苔を認めると，腎虚あるいは脾胃之虚と考え，生脉散（人参・五味子・麦門冬），人参湯，色調は灰黒色，湿潤であれば四逆湯，茯苓四逆湯などが適応になる[2)~7)].

「みること」について考える

我々は日常の診療で，多くの病人の舌を診ている．前述してきたような観察眼をもって，常にできるだけ正確な所見をとることを心がけているが，一方，頭にとめておきたいことがある．それは，錯視の存在である．錯視とは，視覚における錯覚のことであり，大きさ・長さ・方向などが，実際のそれとは違った見え方が生じる現象を意味する（図 9）[8)].初期段階としては，視点の周りのごく狭い領域での情報，隣りあった色・明暗の比較，運動や奥行きの比較，次のステップとしては，少し離れた図形要素間の情報（距離，方向など）は実際のそれとは違って見えている可能性がある．直前の病人の所見が残像のように頭に残っていることはやむを得ない.

稿を終えるにあたって

情報処理に関するゲシュタルト心理学の一つの結論である[9)~11)].「各部分，部分を個別に観察した結果と，全体を一度に観察した結果と知覚が異なることが多い」は，漢方医学を志す我々が，なぜ望診を大事にするか，なぜ患者と呼ばず病人と呼ぶかの大きな根拠である．この意識を新たにして，稿を締めくくりたいと思う.

参考文献

1) 三谷和男：補完・代替医療　漢方．金芳堂，2007.
2) 三谷和合：原色漢方舌診法．自然社，1980.
   Summary　漢方の臨床において舌診のもつ意義は大きい．著者の豊富な臨床経験をもとに，舌所見の変化と病状について丁寧に解説する.
3) 三谷和合：漢方原色シリーズ 1，舌診臨床症例集．自然社，1982.
4) 三谷和合：カラーアトラス　舌診臨床症例集．緑書房，2003.
5) 松本克彦，寇　華勝：舌診アトラス手帳．メディカルユーコン，2001.
6) 平成 24 年度厚生労働省科学研究　舌診研究班：舌診臨床診断記載，2012.
7) 神戸中医学研究会：中医臨床のための舌診と脈診．東洋医学術出版社，2016.
8) Naito S：The Gravity Lens Illusion and its Mathemaical Model. Contributions to Mathematical Psychology, Psychometrics, and Mathodology Recent Research in Physiology. Springer-Verlag. 1994.
   Summary　「小さな点は近くの大きな図形に引き寄せられるように見える」という錯視効果の発見者は，重力のモデルでこの錯視が説明できるという説を提案し，「重力レンズ錯視」と名づけた.

9) W. ケラー（著），田中良久，上村保子（訳）：ゲシ
   タルト心理学入門（UP 選書 76）．東京大学出版
   会，1971.
   Summary　人間を，個々の部分の集合ではな
   く，全体として捉える．このまとまりの構造を
   ゲシュタルト（Gestalt）と呼ぶ.
10) W. ハイゼンベルク：部分と全体．みすず書房，1999.

   Summary　素粒子物理学に偉大な足跡を残し
   た著者は，思想家としても優れていた．20 世紀
   後期の物理学の乱世は，研究者を思索の世界に
   再び引き戻すことが期待される.
11) 井口弘将：ゲシュタルト心理学に基づく抽象図
   形の群化領域認識．電気学会論文誌 C（電子・情
   報・システム部門誌），**127**（5）：844-853，2007.

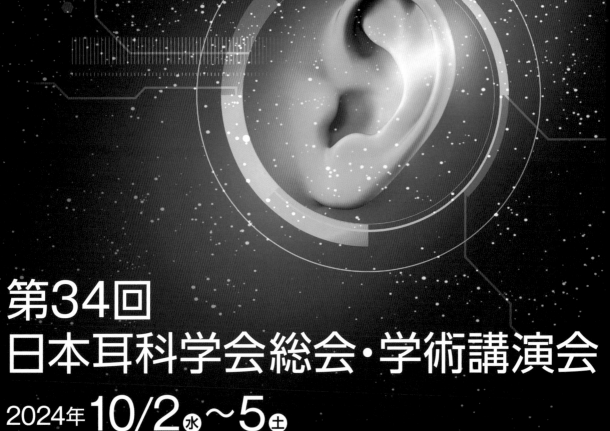

JAPAN OTOLOGICAL SOCIETY

耳科学 ～小さな宇宙を究める～

第34回
日本耳科学会総会・学術講演会

2024年10/2(水)～5(土)

演題募集期間 **2024年3月5日(火)正午** ～ ホームページ参照

[会 場] ウインクあいち（愛知県産業労働センター）

[会 長] 曾根 三千彦（名古屋大学大学院医学系研究科頭頸部・感覚器外科学耳鼻咽喉科教授）

[学会事務局] 名古屋大学医学部 耳鼻咽喉科学教室
〒466-8550 名古屋市昭和区鶴舞町65 TEL:052-744-2323 FAX:052-744-2325 事務局長:吉田 忠雄

[運営事務局] 株式会社コングレ 中部支社 コンベンション事業本部
〒461-0008 名古屋市東区武平町5-1 名古屋栄ビルディング7階 TEL:052-950-3340 FAX:052-950-3370(代) E-mail:jos34@congre.co.jp

MB ENT, 297：39-43, 2024

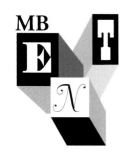

◆特集・漢方治療を究める

めまいの漢方治療

五島史行*

Abstract めまいという病名，症状名で処方される漢方薬には半夏白朮天麻湯，五苓散，苓桂朮甘湯，真武湯がある．めまいの原因の多くは末梢前庭障害であり，もっとも高頻度に認められる疾患は良性発作性頭位めまい症である．本疾患では理学治療の有用性が報告されており薬物治療は急性期症状の緩和，その後の慢性的ふらつき感のために用いられる．メニエール病は反復するめまい発作を特徴とし，内リンパ水腫がその病態である．診療ガイドラインでは段階的治療が推奨されているが，その中で西洋薬(浸透圧利尿薬や抗めまい薬など)とならび漢方薬が記載されている．五苓散，苓桂朮甘湯などの利水剤が第一選択となる．漢方薬全般の副作用として甘草による偽アルドステロン症は注意が必要である．甘草含有の漢方薬を処方する際には注意が必要である．

Key words 内リンパ水腫(endolymphatic hydrops)，メニエール病(Ménière's disease)，良性発作性頭位めまい症(benign paroxysmal positional vertigo)，偽アルドステロン症(pseudoaldosteronism)

めまいの原因疾患

めまいの原因の多くは末梢前庭障害であり，もっとも高い疾患は良性発作性頭位めまい症(BPPV)で，外来めまい患者の40%程度を占めるといわれている．本疾患では理学治療の有用性が報告されており，薬物治療は急性期症状の緩和，その後の慢性的ふらつき感のために用いられる．BPPVは自然治癒例が少なくなく，抗めまい薬，抗不安薬，血管拡張薬，漢方薬など，めまいに対する一般的な治療によりめまい症状を抑制し，自然軽快を図ることも可能である．また，メニエール病は約8%程度に認められる．メニエール病は反復するめまい発作，難聴，耳鳴を特徴とした疾患で，診療ガイドラインが作成されている．メニエール病の間欠期の治療は，発作予防を目的として行われる．発作予防のためには段階的治療が推奨されている(図1[1])．この中に漢方薬の記載が

ある．

古典にみるめまいに対する漢方薬

大塚敬節(1900～1980年)[2]によれば『傷寒論』『金匱要略』(張仲景著)の中でめまい治療に関連する処方が次の11処方であったとしている[3]．苓桂朮甘湯，真武湯，桂枝茯苓丸，桂枝芍薬知母湯，桂枝加竜骨牡蛎湯，五苓散，小半夏加茯苓飲，沢瀉湯，近効朮附湯，茵陳蒿湯，甘草乾姜湯．この中で利水剤の「朮」を配合しているものが6方，「茯苓」配合が5方あることから，めまいと水毒は密接な関係にあると想定している．

日本では美人を表す言葉に「立てば芍薬，座れば牡丹，歩く姿は百合の花」という言葉があるが，漢方ではめまいの漢方の使い分けに，この言葉をもじり，「立てば苓桂，回れば沢瀉，歩くめまいは真武湯」という言葉がある．これは，立ちくらみには苓桂朮甘湯，回転性のめまいには沢瀉湯，ふ

* Goto Fumiyuki，〒259-1193 神奈川県伊勢原市下糟屋143 東海大学耳鼻咽喉科・頭頸部外科，准教授

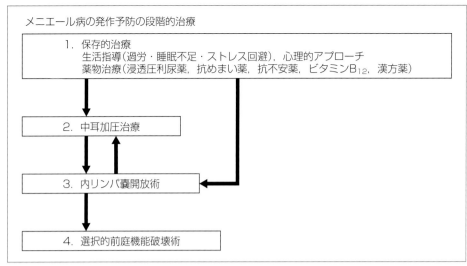

図 1. メニエール病の間欠期の治療アルゴリズム
（日本めまい平衡医学会）

表 1. めまいの四大漢方

漢方薬	病名 （添付文書）	一言	特徴	使用目標
苓桂朮甘湯	めまい，動悸	（うざし）	・甘草による血圧上昇 ・むくみ	・聞いてもいないのに話す人に即効性 ・動悸・のぼせを伴うことあり
半夏白朮天麻湯	めまい，頭痛	（幽霊）	・甘草を含まない ・使いやすい	・話しかけてようやく話す人 ・虚弱で胃下垂顕著，胃疲労，軽うつ傾向
五苓散	めまい，頭痛	気象病	・甘草を含まない ・気象病	頭痛，嘔気，嘔吐，浮腫，（慢性硬膜下血腫）
真武湯	胃腸虚弱症	冷えた老人	柴胡剤	・身体動揺感，胃疲労，低血圧傾向 ・非常に虚弱でやせ形，冷え性

表 2. 投与期間の目安

脳梗塞や神経内科的疾患など他科疾患を可及的除外しためまいを主とする患者を対象とした．三種類の漢方薬（五苓散，苓桂朮甘湯，半夏白朮天麻湯）を使用し，それぞれの処方例で有効だった症例を収集して得られた臨床的特色（効果発現までの期間と症状消失までの期間）をまとめた

	効果発現までの期間	症状消失までの期間
五苓散	1〜7 日	14 日（2 週間）
苓桂朮甘湯	1〜14 日	28 日（4 週間）
半夏白朮天麻湯	数日〜28 日	84 日（12 週間）

（文献 5 より）

表 3. 苓桂朮甘湯と五苓散の違い

苓桂朮甘湯には甘草が含まれる点が大きな違いである

苓桂朮甘湯	五苓散
茯苓	沢瀉
桂皮	猪苓
蒼朮	茯苓
甘草	桂皮
	蒼朮

わふわする浮動性のめまいには真武湯が有効であることを，端的に言い表している．ただし，沢瀉湯はエキス剤にないので，現在では五苓散で代用している．これに半夏白朮天麻湯を加え，現在めまいに対して頻用される漢方薬は苓桂朮甘湯，五苓散，真武湯，半夏白朮天麻湯（表1）[4]である．さらに，苓桂朮甘湯に四物湯を加えた連珠飲も広く

用いられている．漢方薬は効果発現まで期間がかかると一般的には考えられているが，実際には薬剤によって効果発現までの期間や症状消失までの期間には大きな違いがある．実際にめまい患者に対する主な漢方薬治療による効果発現までの期間と症状消失までの期間が報告されている（表2）[5]．この違いは構成生薬数の違い（表3）によって説明

が可能である．漢方一般的には構成生薬数が少ないほうが効果発現までの期間が短い傾向にある．

本稿では初めに耳性めまいに対する漢方治療として苓桂朮甘湯，半夏白朮天麻湯の治療成績をまとめ，最後に苓桂朮甘湯と四物湯の合剤である連珠飲について概説する．

苓桂朮甘湯の治療成績

これまでメニエール病に対して苓桂朮甘湯を投与し，有効であったという報告が散見される．田口ら[6]は改善度を著明，中等度，軽度，不変，悪化の五段階に分類し 4 週間投与後の評価を行っている．投与した 7 症例全例で中等度以上の改善を認めている．

メニエール病／遅発性内リンパ水腫において標準的治療であるイソソルビド無効例に対して苓桂朮甘湯を併用した治療法が報告されている．渡辺[7)8)]は，生活指導とイソソルビドを含む各種の薬物治療などの保存的治療に抵抗して，めまい発作の抑制が困難なメニエール病／遅発性内リンパ水腫症例に対しイソソルビド（90〜120 mL）と苓桂朮甘湯を併用し，3 か月以上経過観察を行った 11 例中，著明改善（めまい係数 0）1 例，改善（めまい係数 1〜40）9 例，軽度改善（めまい係数 41〜80）1 例と良好な治療効果が得られた．効果はめまいの発作回数が減少し，回転性めまいが浮動感に変わって徐々に改善していく例が多数であった．めまい係数は日本めまい平衡医学会によるめまいに対する治療効果の基準案に準じたと報告している．

苓桂朮甘湯と半夏白朮天麻湯の比較

田口ら[6]は苓桂朮甘湯と半夏白朮天麻湯の比較を行っている．それによると 4 週間投与後の症状改善度は，苓桂朮甘湯では全例で中等度改善以上の改善を，半夏白朮天麻湯は 6 例中 5 例で中等度以上の改善を認めたと報告している．

鈴木ら[9]はメニエール病症例に対して苓桂朮甘湯，半夏白朮天麻湯，柴苓湯の治療効果について検討を行った．苓桂朮甘湯群では 4 週間後までに

7 例全例で症状の改善が認められる．その後，減量を行っても再発なく良好な結果が得られた．半夏白朮天麻湯群（2 例）では 3 か月後までに全例で症状改善が認められ，効果発現が緩除の印象であった．柴苓湯群（2 例）では 2 週間と比較的早期に症状改善が認められた症例があった反面，症状が悪化し投薬変更を余儀なくされた症例があったとしている．苓桂朮甘湯群ではめまいに対する効果はあったが耳鳴に対する効果はなかった．田口はめまいのみならず耳鳴にも有効であったと報告している．

メニエール病に対するまとめ

苓桂朮甘湯，半夏白朮天麻湯，柴苓湯いずれの薬剤も比較的良好な成績が得られている．半夏白朮天麻湯は人参と黄耆（体を元気にさせる作用がある）が配合されている参耆剤であり，手足の冷えが比較的強い症例に用いるのがよい．また，柴苓湯は証の観点からめまいがあっても比較的元気な中年の症例に用いるとよい．苓桂朮甘湯は適応範囲が比較的広い印象である．しかし，苓桂朮甘湯は甘草による偽アルドステロン症という副作用に注意が必要である[10]．本症は漢方薬の一成分である甘草に含まれるグリチルリチン酸の作用により，腎局所でのコルチゾール不活性化が阻害され，そこで過剰となったコルチゾールが腎局所でミネラルコルチコイド作用を呈する病態を示す．血中レニン，アルドステロンは，いずれも低値を示す．低カリウム血症を伴う高血圧症を示すことから，低カリウム血性ミオパチーによると思われる四肢の脱力と，血圧上昇に伴う頭重感，むくみなどが主な症状となる．甘草を含む漢方薬には，服薬期間やその含有量の多少にかかわらず，偽アルドステロン症や低カリウム血症発症のリスクがあり，特に中高年の女性や高齢者，低体重，低身長の人は注意する必要がある．これらのハイリスク群に投与する場合には十分な注意が必要である．あるいは肝臓を含まない五苓散，半夏白朮天麻湯を第一選択薬とするのもよい．

連珠飲とその治療成績

不安の高い更年期前後の女性に頻用される処方として連珠飲がある．本剤は苓桂朮甘湯と四物湯の合剤である．苓桂朮甘湯は茯苓，桂枝，蒼朮，甘草で四物湯は当帰，地黄，芍薬，川芎である．四物湯に配合される地黄の副作用，すなわち胃腸障害が懸念されるがこの組み合わせでは胃腸障害の経験はほとんどみられない．おそらく苓桂朮甘湯に含まれる甘草が地黄の副作用を軽減してくれていると思われる．

佐野は，めまいに対する連珠飲の使用経験を次のように報告している[11]．患者の状態に応じて苓桂朮甘湯と四物湯の比率を調整した．効果判定は投与後1，2週間目で行った．その結果，著効が15例，有効が11例，不変が5例，悪化は0例で，その後の受診がないため，不明が6例であった．不変例には，不安障害やうつ病など他の症状も訴える患者が多かった．また，他の漢方治療も無効であった．

連珠飲の応用

連珠飲の応用として，SSRI（セロトニン再取り込み阻害薬）離脱症候群と思われる症状に対して有効であった症例が報告されている[12]．症例は36代女性で，気分障害に伴うめまい症状に対してエスシタロプラムにて症状が安定していたが，中止後症状が再燃し，エスシタロプラム5 mgを再開したところ症状は速やかに消失したことからSSRI離脱症候群と考えられた．本例ではめまいのみならず，更年期症状に似た自律神経症状としての冷え・のぼせの症状も訴えていたため，苓桂朮甘湯＋四物湯である連珠飲を処方された．6週間後連珠飲を中止したが，その後めまい症状は安定している．

抗うつ薬であるSSRIの急激な減薬や中止に伴う離脱症状はSSRI離脱症候群として知られている[12]．主な症状としてはインフルエンザ様症状，不眠，悪心，めまい，ふらつきなどが知られてい

る．特に，半減期の短いSSRIでは40％程度にみられる．エスシタロプラムは半減期が比較的長いが，およそ10％程度で発症することが知られており，めまい症状はしばしば認められる．SSRIを再開すると速やかに症状が改善することが特徴であるが，離脱のために有効な方法はあまり知られておらず，このような漢方の使用方法も今後検討されていく必要があると考えている．

まとめ

めまいに対する漢方治療は，効果発現までの期間が異なるが漫然とした長期投与には注意が必要である．頻用される漢方薬として苓桂朮甘湯，五苓散，真武湯，半夏白朮天麻湯，連珠飲（苓桂朮甘湯＋四物湯）が挙げられる．難治性メニエール病に対しては標準治療であるイソソルビドの効果が十分でない場合には苓桂朮甘湯を併用するとよい．

文　献

1) 日本めまい平衡医学会（編）：メニエール病・遅発性内リンパ水腫診療ガイドライン2020年版．金原出版，2020.
   Summary　メニエール病，遅発性内リンパ水腫に対する標準治療を知ることができる学会出版のガイドラインで必読である．
2) 大塚敬節：めまい，苓桂朮甘湯：556-557，症候による漢方治療の実際（第5版　改訂）．南山堂，2000.
3) 千福貞博：漢方治療　プライマリーケアにおける眩暈（めまい）の漢方治療．中医臨床，**43**(3)：304-309, 2022.
   Summary　苓桂朮甘湯と四物湯の合剤である連珠飲について詳細に記してある．
4) 五島史行：パフォーマンス漢方～耳鼻咽喉科診療で役立つ漢方と処方のコツ．医事新報社，2021.
   Summary　めまいに対する漢方治療についての総説．漢方薬の選択のみならず，処方の際に注意すべき点について記載してある．
5) 佐藤公輝：4方剤でどれだけめまいに対応できるか．漢方と最新治療，**28**：191-198, 2019.
   Summary　めまいの漢方治療について苓桂朮甘湯は内服2週目，五苓散は1週，半夏白朮天麻湯は1か月，釣藤散は2週目で可能で，めま

い症状の消失までの期間は，苓桂朮甘湯で内服
1か月，五苓散は2週，半夏白朮天麻湯は2か
月，釣藤散は3か月と考えられた．

6）田口喜一郎，平林　源，石山哲也：メニエール
　　病に対する漢方治療の経験．耳鼻臨床，**75**（増刊
　　5）：2337-2344, 1982.
7）渡辺行雄：私の漢方の取り入れ方とコツ　めま
　　いに対する漢方治療の実際．JOHNS, **26**（4）：
　　639-642, 2010.
　　Summary　メニエール病に対するイソソルビ
　　ドと苓桂朮甘湯の併用療法について具体的な記
　　載がある．
8）渡辺行雄：めまい．MB ENT, **185**：30-36, 2015.
9）鈴木康弘，角田篤信：めまいに対する漢方治療

update．MB ENT, **162**：53-60, 2014.
10）川添和義：第7章　電解質異常を生じやすい薬
　　剤　漢方薬．薬事，**61**（7）：1321-1328, 2019.
　　Summary　甘草を含む漢方薬には，服薬期間
　　やその含有量の多少にかかわらず，偽アルドス
　　テロン症や低カリウム血症発症のリスクがあ
　　り，特に中高年の女性や高齢者，低体重，低身
　　長の人は注意する必要がある．
11）佐野敬夫：「めまい」に対する連珠飲の使用経
　　験．産婦漢方研のあゆみ，**32**：49-52, 2015.
12）木村光宏，土肥直子，沖津　修：SSRI離脱症候
　　群と思われる症状に連珠飲（苓桂朮甘湯合四物
　　湯）が有効であった1症例．産婦漢方研のあゆ
　　み，**36**：187-190, 2019.

MB ENT, 297：44-50, 2024

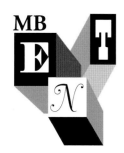

◆特集・漢方治療を究める
耳の症状

大田重人*

Abstract 耳の症状として耳鳴や耳閉感（本稿では特に耳管開放症）には，現時点で有効な西洋薬治療がない．まず耳鳴や耳管開放症の病態を十分に説明することが大切であるが，耳鳴と耳管開放症のどちらも随伴症状や病態を考慮した漢方治療の効果が期待される．耳鳴に有効とされる漢方方剤としては，加齢に伴う場合に牛車腎気丸や八味地黄丸，高血圧のある場合に釣藤散，心因的要素がありめまいを伴う場合に半夏厚朴湯や柴朴湯などが使用される．耳管開放症は病態から全身の「虚」と考え，代表的な補剤である補中益気湯を第一選択薬とする．不安や不眠を伴う場合に加味帰脾湯，加齢による耳管粘膜の萎縮や乾燥がある場合に八味地黄丸，貧血を伴った体力低下に十全大補湯といったように背景因子を考慮した方剤の選択を行う．

Key words 耳鳴(tinnitus)，耳管開放症(patulous Eustachian tube)，漢方治療(Kampo therapy)，牛車腎気丸(goshajinkigan)，補中益気湯(hochuekkito)

はじめに

耳の症状として耳鳴や耳閉感は日常診療において頻繁に遭遇するが，外耳から中耳，内耳のどこの障害によっても生じる可能性があり，原因の特定が困難なことも多い．耳閉感に関しては原因が多岐にわたるため，本稿では耳管開放症について取り上げる．耳鳴や耳管開放症の薬物治療については，有効な西洋薬治療がないという現状がある．治療にあたっては，まず耳鳴や耳管開放症の病態を患者へ十分に説明することが大切であるが，耳鳴と耳管開放症のどちらも随伴症状や病態，背景因子を考慮した漢方治療の効果が期待される．

耳 鳴

耳鳴は，明らかな体外音源がないにもかかわらず感じる異常な音感覚と定義され，第3者が聴取可能な他覚的耳鳴である拍動性耳鳴と非拍動性耳鳴（ミオクローヌス，顎関節症など），患者のみが感じる自覚的耳鳴の3つに分類されている．有症率は人口の15～20%，臨床的に問題となる耳鳴患者は人口の2～3%であり，本邦では約300万人が苦痛の強い耳鳴に悩まされていると考えられている[1]．2014年にアメリカ耳鼻咽喉科学会にて耳鳴診療ガイドラインが作成され，本邦においては2019年に耳鳴診療ガイドラインが発刊された．ガイドラインでは，耳鳴の疾患概念から診断，エビデンスに基づいた治療など詳しく解説されており，耳鳴診療の参考にすることが推奨される．

1. 病 態

耳鳴の病態はいまだ明確にはなっていないが，発生機序として末梢発生説と中枢発生説が提唱されている．末梢発生説では，耳鳴の多くが内耳性難聴に合併することから蝸牛神経の自発放電の増加と理解されてきた．しかし，同じような内耳障害でも耳鳴を訴える場合と，まったく耳鳴がない場合があるなど耳鳴の個人差が大きく，耳鳴を末

* Ohta Shigeto, 〒 663-8501 兵庫県西宮市武庫川町 1-1 兵庫医科大学耳鼻咽喉科・頭頸部外科，講師

梢発生説からのみ説明するのは困難である．中枢発生説では，蝸牛や蝸牛神経障害により末梢からの聴覚入力が減少すると，中枢における抑制系の活動が低下し，これにより大脳皮質の聴覚野に過剰興奮が生じることが耳鳴の発生に関与していると考えられている[2]．さらに，耳鳴の発生過程において不安や焦燥，緊張などのネガティブな情動反応が生じると耳鳴を持続的に認知するようになり，様々な自律神経反応も関与した悪循環が形成されると説明され，現在では耳鳴の中枢発生説が有力となっている[3]．1980年代後半にJastreboffらにより唱えられた耳鳴の神経生理学的モデル[4]では，脳が耳鳴を記憶や情動により危険な音として意識することにより大脳辺縁系が刺激されて不安やいらだちなどの反応が生じ，自律神経系も影響を受けることで耳鳴に対する感受性が亢進し悪循環を起こすとされている（図1）．

これらの病態の概念についてイラストなどを用いて十分に説明することが大切である．

2．治　療

耳鳴診療ガイドラインで推奨されている治療には，（教育的）カウンセリング，音響療法（tinnitus retraining therapy：TRT，補聴器など），心理療法（認知行動療法，バイオフィードバック，自律訓練法など），薬物治療などがある．治療の目的は，"耳鳴そのものに対する治療"と"耳鳴の苦痛に対する治療"があり，耳鳴の原因や耳鳴に対する苦痛度，心理状態によって治療を選択することが望ましい．耳鳴診療ガイドラインにおいて耳鳴に対する薬物治療の推奨度は高くはないが，薬物治療を希望する患者も多く目的に合わせた薬剤を選択することが必要である．

1）西洋薬治療

"耳鳴そのものに対する治療"としては，内耳機能の改善を期待する薬剤（① ビタミン製剤，② 血流改善薬，③ ステロイド製剤）があり，"耳鳴の苦痛に対する治療"としては，① 抗けいれん薬，② 筋弛緩薬，③ 局所麻酔薬，④ 抗不安薬，⑤ 抗うつ薬がある．西洋薬治療においては，抗うつ薬に

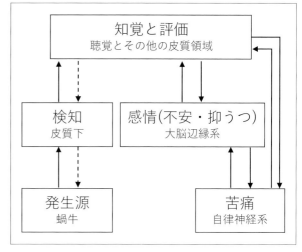

図 1．耳鳴の神経生理学的モデル
（文献4より引用・改変）

効果が期待できるがエビデンス不十分とする報告もある．特に，うつ症状を伴う耳鳴患者については，抗うつ薬の効果が期待できるため耳鳴の苦痛度を評価する Tinnitus Handicap Inventory（THI）[5]とともに Hospital Anxiety and Depression Scale（HADS）などの問診票による不安と抑うつ状態の評価を行ったうえで薬剤選択をすることが望ましい．

2）漢方治療

耳鳴診療ガイドラインにおいて，漢方治療は"耳鳴の苦痛に対する治療"に分類されているが，具体的な方剤名の記載はない．耳鳴患者の約35％は自律神経失調傾向，35〜45％は抑うつ傾向，40〜45％は神経症的傾向，35％は高度の不安を有している[6]とされ，精神的要素が関連した特性を考慮すると心身一如と考える漢方医学の効果が期待される．

耳鳴に対する漢方の随証治療の報告で，今中ら[7]は耳鳴患者52例を検討し著効率40.4％，有効率65.4％，やや有効以上を改善とした改善率76.9％と報告している．猪ら[8]は耳鳴患者331例の随証治療の検討において，有効率が38.4％，随伴症状（めまい，不眠，頭痛など）も含めると64.6％と報告している．今中らは24種類の方剤を使用しており，有効率が高かったのは，単剤では牛車腎気丸，釣藤散，併用では利水剤（苓桂朮甘湯，半夏白朮天麻湯）と牛車腎気丸，加味逍遙散と

併存症候	方剤名
加齢, 腰痛, 排尿障害	牛車腎気丸, 八味地黄丸
高血圧, 頭痛, 肩こり	釣藤散
抑うつ, 不安感, めまい	半夏厚朴湯, 柴朴湯
耳閉感, 難聴, めまい	五苓散, 柴苓湯

牛車腎気丸としている. 猪らの報告では, 87 種類の方剤が使用されており, そのうち有効率が高かったのは半夏厚朴湯, 釣藤散, 八味丸であったと報告している.

以下, 耳鳴に有効と報告のある代表的な漢方方剤を考慮すべき併存症候により記載する(表 1).

(1) 牛車腎気丸・八味地黄丸

加齢による耳鳴は, 腎虚(「気」=生きるエネルギーの低下)によって起こると考え, 補腎剤である牛車腎気丸や八味地黄丸が使用される. 考慮する併存症候としては, 全身倦怠感, 多尿, 乏尿, 腰痛, 手足の冷えとほてり, 口渇などがある. 八味地黄丸に牛膝, 車前子を加え附子を増量したものが牛車腎気丸で, しびれや関節痛, 冷えが強い場合に適している.

(2) 釣藤散

中高年で頭痛, めまい, 肩こり, 目の充血などを伴う高血圧傾向のあるものに使用する. ストレスなどにより「気」が頭の方へ上昇すると熱に変わり(高血圧やのぼせ), 頭痛やめまい症状を引き起こす. また, 「血」が上昇すると顔が赤くなり, 目が充血する. 釣藤散は, 「気」の上昇を抑えるとともに, 「気」や「血」の巡りを整える作用がある. 特に起床時に症状が強く, 次第に軽くなる傾向があるものによい.

(3) 半夏厚朴湯・柴朴湯

気分がふさいで, 咽喉・食道部に異物感があり, ときに動悸やめまいを伴うものに使用される. 耳鳴の病態は, 心因的要素が大きく関与していることが多く, 西洋薬では抗不安薬や抗うつ薬が用いられるが, 半夏厚朴湯にはベンゾジアゼピン系抗不安薬と類似の作用が報告されており[9], 不安や抑うつが強い場合には効果が期待できる. 柴朴湯は小柴胡湯と半夏厚朴湯の合方で, 小柴胡湯の適応症である精神不安, 抑うつ傾向が強く, 胸脇苦満(胸や脇の部分に苦しさや圧迫感を感じる症状)がある場合に適する. 体格がよく体力があり便秘傾向の場合には, 半夏厚朴湯に加えて大黄が含まれている大柴胡湯を合わせる選択も考慮される.

(4) 五苓散・柴苓湯

内耳性疾患であるメニエール病と同様に耳鳴の病態は水滞と捉えられる側面もあり, 利水剤である五苓散が使用される. 五苓散は「水」の滞っている部位から排出を促し, 足りない部分に補うことで, 「水」のバランスを整える. のどの渇きや尿量減少があり, めまい, はきけ, 嘔吐, 腹痛, 頭痛, むくみなどのある場合に使用される. 柴苓湯は小柴胡湯と五苓散の合剤であり, ステロイド用の抗炎症作用を有することなどから耳管機能不全や滲出性中耳炎を伴う耳鳴に選択される.

耳管開放症

耳管開放症は, 耳管の開放状態が持続することにより自声強聴や呼吸音聴取, 耳閉感といった不快な耳症状を生じる疾患である. 診断には, 日本耳科学会ホームページに公開されている「耳管開放症診断基準案 2016[10)11]」や「耳管機能検査マニュアル 2016[12]」を参考にすることが推奨される.

1. 病 態

耳管開放症の治療をするにあたって, 耳管開放症の病態と原因となる背景因子を把握することが重要である(図 2)[13]. 耳管開放症の背景因子としては, 体重減少, 低血圧, 加齢, 妊娠, 経口避妊薬の服用, ステロイド投与, ストレスなどがある. 体重減少は過度なダイエットや食欲不振, 悪性腫瘍, 消化器疾患の術後などが原因として経験される. 急性中耳炎後に発症したり, 顎関節症やシェーグレン症候群などの他疾患に併発したりすることや運動, 吹奏楽器演奏なども原因となることがある. また, 耳管開放症の精神的背景について, 抑うつや不安, 自律神経失調症といった精神特性を有すること[14], パーソナリティーとして神経症的特質が高いこと[15]が報告されており, 心因的要素にも留意する必要がある.

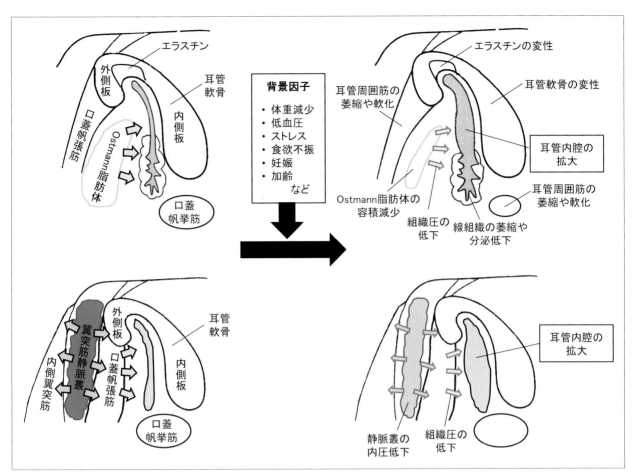

図 2. 開放耳管の機序
（文献 13 より引用・改変）

2．治　療

　耳管開放症の治療は，まず患者に耳管開放症の病態を十分に説明したうえで保存的治療を行い，難治例に対して手術治療を考慮する．耳管開放症の保存的治療には，生活指導や薬物治療，自己処置（生理食塩水の点鼻），処置治療（鼓膜パッチ療法，耳管咽頭口閉塞処置）があり，耳管開放症患者の背景因子を把握し，症例毎に組み合わせて行っていく必要がある．手術治療には，耳管鼓室口への耳管ピン挿入[16]や自家軟骨挿入，耳管周囲への脂肪注入[17]，耳管咽頭口結紮術[18]などの有効性が報告されており，難治性耳管開放症に対する耳管ピン挿入術は，2020 年 12 月に保険適用となっている．

1）生活指導

　耳管開放治療の基本は，疾患について十分に理解させたうえで患者の背景因子に合わせた生活指導を行うことである．軽症例では症状がなぜ起こるのかを理解するだけで安心し，症状を許容できるようになる．日常生活では，体重減少への対応や適切な水分補給（低血圧の場合は適度な塩分補給），長時間立位の回避などを指導する．経口避妊薬が原因と考えられる場合には，産婦人科医師と相談し薬剤変更を考慮する．鼻すすりにより耳症状を改善させる鼻すすり癖がある場合には，鼓膜陥凹や真珠腫性中耳炎の原因となることを説明して鼻すすりをやめるよう促す．鼻すすりによる改善の代替法として，生理食塩水の点鼻や症状出現時の前屈位や臥位，ネクタイやスカーフなどで頸部を軽く圧迫することで症状を一時的に軽減することができる方法（スカーフ療法）などを指導する．

2）漢方治療

現状では耳管に直接作用する耳管開放症治療薬は存在しない．西洋薬治療では，耳管周囲の血流増加より耳管閉鎖圧の改善を期待するアデノシン三リン酸(ATP)が有効であるとの報告[19]があり，同様の機序からカリジノゲナーゼなどの循環改善薬も処方される．一方，漢方治療は耳管開放症を耳管のみでなく全身の「虚」ととらえ全身状態から改善していく考え方[20]である．耳管開放症の病態(体重減少，低血圧，脱水，翼突筋静脈叢の血流減少，オストマン脂肪体の減少など)から漢方学的に考えると「気虚」「血虚」「津液枯燥」の状態であり局所および全身の「虚」と判断される．「虚」とは，「気血水」の何かが不足した状態で，治療には不足を補う補剤の役割が期待される．筆者は以前に代表的な補剤である補中益気湯の耳管開放症に対する効果を検討し，補中益気湯単独投与46耳中，著効8耳(18%)，有効19耳(41%)，無効19耳(41%)で有効率59%と報告した[20]．齋藤ら[21]は，耳管開放症10例中，症状消失4例(40%)，改善1例(10%)，不変5例(50%)で有効率50%，竹越ら[22]は24例中，症状消失7例(29.1%)，改善16例(66.7%)，不変1例(4.2%)で有効率95.8%と報告している．

耳管開放症の漢方治療では，補剤を第一に用いながら原因や背景因子を考慮して方剤を適用していくことがよいと考える(表2)．

(1) 補中益気湯

「虚」特に「気虚」を補う代表的な補気剤であり，胃腸の消化・吸収機能を整えて「気」を生み出す作用から体重減少や体力低下が背景因子にある耳管開放症に適している．また，補中益気湯に含まれる升麻や柴胡の升提作用(人参や黄耆も関与)は，エネルギーを頭部方向へ上げることから耳管周囲の血流改善が期待される．

(2) 加味帰脾湯

補中益気湯と同じ補剤として，気血双補剤である加味帰脾湯は末梢血流増加作用や抗ストレス作用により有効であり，不安感や不眠といった「心

血虚」の場合に適している．石川[23]は加味帰脾湯を用いた耳管開放症66例中，症状消失36例(54.5%)，改善14例(21.2%)，不変16例(24.2%)，悪化0例(0%)で50例(75.8%)に有効であったと報告している．

(3) 八味地黄丸

腎虚(老化現象，気力低下)，気血両虚に働き，高齢者，体力低下，手足の冷え，夜間頻尿，口渇のあるものに適している．地黄，山茱萸，山薬が水を保ち，粘膜の萎縮や乾燥を改善させる働きがあるため，加齢などによる耳管粘膜の萎縮や乾燥が背景因子として考えられる場合に効果が期待される．抗加齢効果が期待される補腎剤としては，牛車腎気丸や六味丸がある．牛車腎気丸は八味地黄丸に牛膝と車前子を加えた方剤で水分代謝の悪い場合(口は乾燥しているが，下肢は浮腫んでいる状態)に，六味丸は八味地黄丸から体を温める附子と桂枝を除いた方剤で，ほてりが強い場合に考慮するとよい．

(4) 十全大補湯

十全大補湯は補気剤の基本方剤である四君子湯と補血剤の基本方剤である四物湯が基となった代表的な気血双補剤である．貧血を伴った体力低下のある耳管開放症に有効性が期待される．補血作用のある地黄や当帰は胃もたれを起こすことがあるため，食欲が低下し軟便のある胃腸虚弱の場合には，消化器機能を改善する補中益気湯をまず投与した後に十全大補湯への変更あるいは併用を検討するほうがよい．

(5) 麦門冬湯，白虎加人参湯

耳管開放症と口腔乾燥，シェーグレン症候群の関連についての報告があり[24]，麦門冬湯や白虎加

表 2. 原因や背景因子を考慮した耳管開放症に用いる漢方方剤

原因や背景因子	方剤名
体重減少，体力低下	補中益気湯，十全大補湯
不安感，不眠	加味帰脾湯
加齢，耳管粘膜の萎縮	八味地黄丸，牛車腎気丸
貧血，体力低下	十全大補湯
口腔や耳管粘膜の乾燥	麦門冬湯，白虎加人参湯
起立性調節障害	半夏白朮天麻湯，補中益気湯

人参湯を考慮する．麦門冬湯は乾性咳嗽の治療として用いられ，気道粘膜を潤す作用がある．主な生薬である麦門冬が肺や胃に津液を与え，人参，大棗，粳米，甘草が気を補いつつ，消化器の機能を向上することにより咳だけでなく口腔乾燥にも応用され，シェーグレン症候群への有効性も報告されている[25]．

耳管開放症は「虚証」であることが多く麦門冬湯が第一選択薬となるが，比較的体力があり，口渇やほてりのある場合には白虎加人参湯が有効なこともある．

(6) 半夏白朮天麻湯

筆者は，耳管開放症181例の調査で44%（79/181例）にめまいを認め，そのほとんどが浮動感や立ちくらみであったこと，めまいを伴う耳管開放症確実例43例においてSchellong testで53%（23/43例）に陽性所見を認め，起立性調節障害／自律神経障害の関与が考えられることを以前に報告し，半夏白朮天麻湯が有効であっためまいを伴う耳管開放症例を提示した[26]．

半夏白朮天麻湯は体力が低下し疲れやすく，冷え症，胃腸虚弱な人のめまい，立ちくらみに使用され，めまいを伴う耳管開放への有効性が期待される．

まとめ

西洋薬治療で改善が難しい耳鳴や耳管開放症に漢方治療を行い，良好な結果が得られることをしばしば経験する．実際には，漢方治療のみで耳鳴や耳管開放症の症状を完全に消失させることは困難で，耳鳴にはカウンセリングやTRT療法，耳管開放症には耳管咽頭口閉塞処置や耳管ピン手術を適宜施行する必要がある．様々な治療法の効果を高める可能性も含めて，比較的副作用の少ない漢方治療をまず試してみることが望ましい．

漢方医学では，望診，聞診，問診，切診の四診により情報収集し，気血水，六病位，五臓に基づいて診断し方剤を選択するが，筆者も含めた多くの耳鼻咽喉科医師にとって通常診療で随証治療を行うのはハードルが高い．実践的には耳鼻咽喉科的診察から診断し，耳鳴や耳管開放症に有効と報告されている漢方方剤の候補をいくつか念頭に置きながら，併存する症候や背景因子を考慮して方剤を選択すればよいと考える．

参考文献

1) 一般社団法人日本聴覚医学会（編）：耳鳴診療ガイドライン2019年版．金原出版，2019.
   Summary 耳鳴診療に関する日本初のガイドラインで，耳鳴の定義，疫学，診断，治療が網羅されている．クリニカルクエスチョンを設定しシステマティックレビューによりエビデンスレベル，推奨度が評価されている．
2) 大石直樹：耳鼻咽喉科の疾患・症候別薬物療法 耳鳴症．JOHNS, 31：1210-1212, 2015.
3) 小川 郁：聴覚異常感症の病態とその中枢制御．SPIO出版，2013.
4) Jastreboff PJ, Jastreboff MM：Tinnitus retraining therapy（TRT）as a method for treatment of tinnitus and hyperacusis patients. J Am Acad Audiol, 11：162-177, 2000.
5) 大政遥香，神崎 晶，高橋真理子ほか：Tinnitus handicap inventory 耳鳴苦痛度質問票改訂版の信頼性と妥当性に関する検討．Audiol Jpn, 62：607-614, 2019.
6) 山際幹和：耳鳴治療の最前線 心理療法．MB ENT, 49：105-109, 2005.
7) 今中政支，峯 尚志，浦 尚子：随証的に処方した漢方薬による耳鳴の治療成績．漢方の臨床, 56：979-989, 2009.
8) 猪 健志，小田口 浩，若杉安希乃ほか：慢性耳鳴症例に対する随証治療の有用性．日東医誌, 64：86-92, 2013.
9) Gamo Y, Ito N, Oikawa T, et al：An anxiolytic-like effect of kososan is different from the effect of hangekobokuto on two anxiety models in mice. J Trad Med, 26：11-17, 2009.
10) 日本耳科学会HP：耳管開放症診断基準案2016．判定基準・ガイドライン．https://www.otology.gr.jp/common/pdf/guideline_jikan2016.pdf
11) Kobayashi T, Morita M, Yoshioka S, et al：Diagnostic criteria for Patulous Eustachian Tube：A proposal by the Japan Otological Society. Auris Nasus Larynx, 45：1-5, 2017.

Summary 日本耳科学会耳管委員会により提案された「耳管開放症診断基準案2016」が英文で報告されている.

12）日本耳科学会 HP：耳管機能検査マニュアル 2016. 判定基準・ガイドライン. https://www.otology.gr.jp/common/pdf/guideline_jikankensa2016.pdf

13）大田重人：耳管診療の手引き―基本から最新治療まで 耳管開放症の病態と診断. 耳喉頭頸, **91**：646-651, 2019.

14）伊勢桃子：ストレスと耳管開放症―耳管開放症患者の持つ精神特性. JOHNS, **31**：306-308, 2015.

15）福田智美, 今村 明, 田中藤信ほか：耳管開放症患者の性格特性とその病態形成への関与. Otol Jpn, **17**：113-117, 2007.

16）Kikuchi T, Ikeda R, Oshima H, et al：Effectiveness of Kobayashi plug for 252 ears with chronic patulous Eustachian tube. Acta Otolaryngol, **137**：253-258, 2017.

17）Doherty JK, Slattery WH：Autologous fat grafting for the refractory patulous eustachian tube. Otolaryngol Head Neck Surg, **128**：88-91, 2003.

18）Takano A, Takahashi H, Hatachi K, et al：Ligation of eustachian tube for intractable patulous eustachian tube：a preliminary report. Eur Arch Otorhinolaryngol, **264**：353-357, 2007.

19）松田雄大, 守田雅弘, 大石直樹ほか：耳管開放症におけるアデノシン三リン酸（ATP）の治療効果. 耳鼻臨床, **105**：721-727, 2012.

20）大田重人：耳管開放症. MB ENT, **229**：25-34, 2019.

Summary 耳管開放症に対する漢方薬治療について, 補中益気湯や加味帰脾湯, 十全大補湯などを解説している.

21）齋藤 晶, 竹越哲男：耳管開放症が疑われた症例に対する漢方治療. 日東医誌, **63**：336-339, 2012.

22）竹越哲男, 小暮敏明, 齋藤 晶：耳管の検査と処置―私の方法（Ⅲ）漢方治療医（耳鼻咽喉科漢方医）として. MB ENT, **201**：47-52, 2017.

23）石川 滋：耳管開放症に対する薬物療法の試み―加味帰脾湯の使用経験―. 耳鼻臨床, **87**：1337-1347, 1994.

24）小林俊光：耳管閉鎖障害の臨床, 第106回日本耳鼻咽喉科学会総会宿題報告. 笹氣出版印刷, 2005.

25）大野修嗣, 土肥 豊：シェーグレン症候群の唾液分泌障害に対する麦門冬湯の効果. 口咽科, **2**：51-57, 1990.

26）大田重人：耳管開放症とめまい. MB ENT, **263**：109-116, 2021.

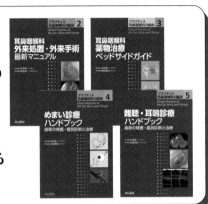

MB ENT, 297：52-61, 2024

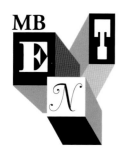

◆特集・漢方治療を究める

三叉神経痛・片側顔面痙攣など

呉　明美*

Abstract　神経血管圧迫症候群は，脳幹から出た直後の脳神経が血管に圧迫されて生じる疾患で，三叉神経痛，舌咽神経痛，片側顔面痙攣，第Ⅷ脳神経血管症候群，前庭性発作症がある．帯状疱疹後三叉神経痛は有痛性三叉神経ニューロパチーに分類される．また，片側顔面痙攣と混同しやすい疾患に眼瞼痙攣や眼瞼ミオキミアがある．これらに対する薬剤療法としてカルバマゼピンなどの抗てんかん薬やボツリヌス毒素療法，神経障害性疼痛には Ca^{2+} チャネル $\alpha_2\delta$ リガンドなどが用いられる．しかし，これらの薬剤が副作用や薬剤相互作用により使用できない場合や，効果が不十分な場合がある一方で，漢方薬が奏効した報告も散見される．神経の興奮抑制目的に柴胡・釣藤鈎が入っている抑肝散を用いる．また，症例の寒熱によって，寒証には温める処方である桂枝加朮附湯，麻黄附子細辛湯など，熱証には清熱薬である越婢加朮湯や黄連解毒湯などを用いる．ストレスが背景にあると考えられる場合は柴胡剤である柴胡桂枝湯や四逆散などを用いる．

Key words　三叉神経痛(trigeminal neuralgia)，帯状疱疹後三叉神経痛(postherpetic trigeminal neuralgia)，片側顔面痙攣(hemifacial spasm)，前庭性発作症(vestibular paroxysmia)，抑肝散(yokukansan)，桂枝加朮附湯(keishikajutsubuto)

はじめに

神経血管圧迫症候群(neurovascular compression syndrome：NVCS)は，脳幹から出た直後の脳神経が血管に圧迫されて生じる疾患で，三叉神経痛，舌咽神経痛，片側顔面痙攣，第Ⅷ脳神経血管症候群，前庭性発作症などがある．また，三叉神経痛の一つである帯状疱疹後三叉神経痛は有痛性三叉神経ニューロパチーに分類される．それぞれに対する西洋医学的な治療法があるものの，副作用や患者の基礎疾患に対する内服薬との薬剤相互作用により使用できない場合や，効果が不十分な場合もあり，一方でこれらの疾患に漢方薬が奏効した報告も散見される．本稿では各ガイドラインを参考にした西洋医学的な治療と過去の報告に基づいた漢方治療について解説する．また，片側

顔面痙攣と混同されやすい眼瞼痙攣，眼瞼ミオキミアについても解説する．

三叉神経痛

三叉神経痛(表1)は三叉神経の支配領域に生じる片側性の短時間の電撃痛である．その痛みは突き刺さるような，えぐられるような耐え難い痛みであり，痛みの極期は数秒〜数十秒で，痛みの持続時間は通常1〜2分以内であるが，10〜20分にわたって遷延することがある．三叉神経痛のtrigger zone は口唇の周囲，鼻翼，頬といわれており，その部位を触ることにより痛みが誘発される．三叉神経痛は女性に多く，年齢とともに増加するが，若年者から高齢者まで広くみられる疾患である．原因は小脳橋角部より出た三叉神経のroot entry zone 付近の神経周囲を蛇行または迷

* Oh Myungmi，〒910-1193 福井県吉田郡永平寺町松岡下合月23-3　福井大学耳鼻咽喉科・頭頸部外科

表 1. 三叉神経痛の診断基準

> A. 三叉神経枝の1つ以上の支配領域に生じ，三叉神経領域を越えて広がらない一側性の発作性顔面痛を繰り返し，BとCを満たす
> B. 痛みは以下のすべての特徴をもつ
> 　1. 数分の1秒～2分間持続する
> 　2. 激痛
> 　3. 電気ショックのような，ズキンとするような，突き刺すような，または鋭いと表現される痛みの性質
> C. 障害されている神経支配領域への非侵害刺激により誘発される
> D. ほかに最適なICHD-3の診断がない

走する血管による三叉神経の圧迫と考えられている．典型的三叉神経痛は神経血管圧迫以外に明らかな原因がなく生じる三叉神経痛で，二次性三叉神経痛は多発性硬化症や腫瘍，動静脈奇形などの占拠性病変による三叉神経痛である．また，特発性三叉神経痛は生理学的検査や頭部MRI検査により異常が示されない三叉神経痛である．

1. 標準治療

標準的神経治療：三叉神経痛(2021)[1]によると，典型的三叉神経痛の治療法は薬物療法，神経ブロック療法，微小血管減圧術などの外科療法，ガンマナイフ治療，小さな埋め込み型の機器を用いて微量な電気を神経系に流して神経機能を調節することで痛みのコントロールを行うneuromodulationがあるが，第一選択となるのは薬物療法である．

三叉神経痛の薬物療法については，通常の消炎鎮痛薬が無効であり，オピオイド系鎮痛薬は推奨されない．第一選択薬は抗てんかん薬のカルバマゼピン(推奨度A)であるが，副作用として，眠気，めまい，ふらつき，複視，精神機能低下，皮疹などの軽いものから，汎血球減少や中毒性表皮壊死融解症などの重篤なものがあるので注意が必要である．カルバマゼピン単独で効果が弱い場合や，副作用・相互作用で使用できない場合は，GABA作動薬で抗痙縮薬のバクロフェン，抗てんかん薬のラモトリギン(推奨度C)や統合失調症治療薬のピモザイド，GABA誘導体で抗てんかん薬のガバペンチン(推奨度C)，A型ボツリヌス毒素(推奨度B)が使用される．

2. 漢方治療

2010年の標準的神経治療：三叉神経痛には三叉神経痛の内科的治療に漢方薬による三叉神経治療の記載があり，五苓散，柴胡桂枝湯，小柴胡湯，柴胡加竜骨牡蛎湯，桂枝加芍薬湯が挙げられていた[2]が，2021年の改訂では漢方薬の言及はなくなった．

三叉神経痛で，三叉神経周囲の炎症による浮腫や腫瘍などによる二次性三叉神経痛では利水作用のある五苓散[3,4]，柴苓湯[5]などを用いる．三叉神経痛が冷風などの冷えにより増悪し，入浴など温めることで軽快する場合は，温剤である桂枝加朮附湯[6-8]，当帰四逆加呉茱萸生姜湯[4,9]，呉茱萸湯[4]，牛車腎気丸[5]，麻黄附子細辛湯[8]などが有効であることが多い．漢方薬の抗痙攣作用に期待する場合や，ストレス(肝鬱)により生じている可能性を考える場合は，柴胡剤である柴胡桂枝湯[4,10]，小柴胡湯[11]，抑肝散[5,7,12]，柴胡加竜骨牡蛎湯[13]などを用いる．冷えとストレスを認めるような場合には桂枝加朮附湯と抑肝散を併用[6]するなど，2剤併用の報告もみられ，各症例に応じて漢方薬を組み合わせることで奏効する場合がある．

帯状疱疹後三叉神経痛

三叉神経のいずれかの神経領域に一致して生じる顔面痛のことを有痛性三叉神経ニューロパチーと呼び，その痛みは持続性で，焼けつくようなとか絞られるような痛みと表現される．有痛性三叉神経ニューロパチーは特発性を除いて，帯状疱疹後疼痛のように他の疾患に伴って症状を呈することが多い．

帯状疱疹の疼痛は有痛性三叉神経ニューロパチーであるが，発赤を伴った水疱を形成している急性期(帯状疱疹による有痛性三叉神経ニューロパチー)，その後1～3か月までの皮疹が枯れ色素沈着を残す亜急性期，発症3か月以降の慢性期(帯

状疱疹後三叉神経痛)に分けることができる[14]．帯状疱疹後三叉神経痛は先行する帯状疱疹と痛みの位置が一致することが重要で，一般的に帯状疱疹急性期から痛みが持続していることが多い．

1．標準治療

標準的神経治療：三叉神経痛(2021)[1]によると，帯状疱疹による有痛性三叉神経ニューロパチーに対して，発疹出現1か月以内はNSAIDsを用いるが，疼痛が強い場合は神経ブロック(推奨度B)も考慮する．

帯状疱疹後三叉神経痛の薬物療法ではCa^{2+}チャネル$\alpha_2\delta$リガンドのプレガバリン，ミロガバリン(推奨度A)，抗うつ薬(推奨度B)などの神経障害性疼痛治療薬を用いる．また神経ブロックを施行することもある．なお，NSAIDsは効果がなく，合併症を引き起こす可能性があるため使用しない．

2．漢方治療

園田は漢方治療をするうえで，帯状疱疹罹患後の時期によって寒熱がポイントになると述べている[14]．簡便には，入浴などで改善する場合は寒証，逆に悪化する場合は熱証ということを参考にするとよい．急性期は熱候が強く，炎症による浮腫(水滞)があるため，清熱作用と利水作用のある越婢加朮湯や柴苓湯や猪苓湯，代表的利水剤である五苓散[15]．また清熱剤として黄連解毒湯が用いられる．亜急性期では強い炎症は治まっているが，まだ熱が燻っており，寒熱錯雑として，寒熱のバランスを取りながら補血する温清飲が用いられる．温清飲は清熱剤である黄連解毒湯と，補血剤である四物湯の合剤である．発症2か月以降，さらに慢性期になると寒証に移行してくるので，温めるために附子が配合された桂枝加朮附湯や葛根加朮附湯，麻黄附子細辛湯を用い，補血のために四物湯を合方する．また，疼痛が慢性化すると，肝気鬱結や気鬱などの傾向が出てくるので，疏肝作用のある抑肝散[12]や四逆散(柴胡疏肝湯)，利気作用のある桂姜棗草黄辛附湯を用いる[16]．中村は帯状疱疹・帯状疱疹後疼痛，症候性三叉神経痛などの

神経障害性疼痛に対し，抑肝散が有効であったと報告した[12]．境は，帯状疱疹後神経痛14人に対して抑肝散を処方し，4週間で痛みとアロディニアが有意に改善し，不眠やいらいら感の訴えも減少したと報告している[17]．さらに，抑肝散は急性期帯状疱疹にも効果があるが，それは疼痛閾値を増加させ，かつ抗ストレス作用があることによると考えられる[17]．その他，高血圧を伴う帯状疱疹後眼痛に釣藤散が奏効した報告[18]や，帯状疱疹後疼痛の予防として補中益気湯[19]や越婢加朮湯[20]が有効であった報告などがある．

＜症例提示1＞

症例：78歳，女性

【主　訴】　右耳痛と右下顎部の疼痛

【現病歴】　2週間前に右耳痛，右側顔面痛左三叉神経第2枝・3枝領域の水疱を認め，内科にて帯状疱疹と診断され，バラシクロビルを処方された．その後，右耳痛と右下顎部がヒリヒリ痛いとのことで当科受診した．

【所　見】　右耳内と右頬部に痂疲を認め，疼痛部位と一致した．

【経　過】　帯状疱疹の亜急性期の疼痛として，抑肝散を処方した．その後，皮膚科からアセトアミノフェン，プレガバリンが追加処方された．3週間後，抑肝散を2日間内服しなかったら右耳のチクチクした痛みが再燃したとのことで来院した．顔面の痂疲は消失していた．抑肝散を3週間追加処方し，再診時には耳痛はほぼ改善したが，雨の日に右耳がジクジクする感じがあるとのことで，抑肝散は頓用とした．

舌咽神経痛

標準的神経治療：三叉神経痛(2021)[1]によると，舌咽神経痛(表2)は，舌咽神経のみならず迷走神経の耳枝および咽頭枝の支配領域にもおよぶ咽頭，舌後部の痛みで，しばしば同側の耳に放散する．三叉神経痛と同様に片側性，発作性，短時間の刺すような激烈な痛みが生じる．発作のトリガーとして食事の嚥下，咳嗽，会話やあくびの動

表 2. 舌咽神経痛の診断基準

A. 舌咽神経の支配領域に生じる片側の繰り返す発作性の痛みで，B を満たす
B. 痛みは以下のすべての特徴をもつ 　1. 数秒〜2 分持続する 　2. 激痛 　3. 電気ショックのような，ズキンとするような，突き刺すような，または，鋭いと表現される痛みの性質
C. ほかに最適な ICHD-3 の診断がない

作で誘発され，疼痛発作時に，咳嗽，嗄声，徐脈などの迷走神経症状を呈する場合がある．舌咽神経痛は稀な疾患であり，50 歳以降に多い．頭部 MRI などで神経血管圧迫が明らかな場合を典型的舌咽神経痛，それ以外の原因による場合を二次性舌咽神経痛，さらに原因不明の場合を特発性舌咽神経痛とする．

1．標準治療

治療は三叉神経痛と同様に薬物治療（推奨度 B）が第一選択で，カルバマゼピン（抗てんかん薬），ガバペンチン（GABA 誘導体の抗てんかん薬），プレガバリン（Ca^{2+} チャネル $\alpha_2\delta$ リガンド）を使用し，NSAIDs は無効である．その他，舌咽神経ブロック（推奨度 C1），手術療法（推奨度 B）には微小血管減圧術，舌咽神経切断術，ガンマナイフがある[1]．

2．漢方治療

舌咽神経痛自体が稀な疾患であり，漢方治療の報告はあまりみられないが，三叉神経痛と同様の機序で生じることから，三叉神経痛に対する漢方薬が有効である可能性が考えられる．

＜症例提示 2＞

症例：55 歳，女性

【主　訴】　右側舌〜舌根部の電撃痛

【現病歴】　半年前から時々，舌の右奥に針で刺したような電撃痛があり，夜間に 5〜6 回目が覚めるようになった．ロキソプロフェン Na は効果がなく，胃の調子が悪くなった．当科受診し，診察では口腔・咽頭に異常なく，CT 検査でも異常を認めなかった．舌咽神経痛を疑われミロガバリンを処方されたが，1 か月経っても症状が改善しなかったため漢方治療を希望された．

【経　過】　舌咽神経痛として桂枝加朮附湯と柴胡桂枝湯を処方し，2 週間後の再診では痛みは当初の半分程度に軽快していた．さらに 1 か月処方継続し痛みが消失したため，廃薬となった．

耳痛症例について

外耳から外耳道を支配する神経は，三叉神経，迷走神経，舌咽神経，顔面神経の枝である中間神経と多数にわたる．三叉神経痛や舌咽神経痛ほど激烈な訴えではないが，一瞬〜数秒程度の耳に突き刺すような，針を刺されたような耳痛で受診する患者にしばしば遭遇する．三叉神経痛に準じてカルバマゼピンが有効である可能性は高いが，疼痛が重度でなく間欠的であり，カルバマゼピンを処方するのがはばかられる場合に，桂枝加朮附湯が奏効することが多い．

＜症例提示 3＞

症例：38 歳，女性

【主　訴】　左耳痛

【現病歴】　1 年前からたまに左耳痛があった．半年前に近医に加味帰脾湯を処方されたが改善しなかった．1 か月前から左耳痛が頻回になってきた．耳痛は左耳の奥がギューッと押される感じで，持続時間は数秒間，1 日に何回か起こる．左目の奥と左側頭部痛も起こる．ロキソプロフェン Na は無効であった．

【経　過】　左鼓膜，外耳に異常所見なく，神経痛として桂枝加朮附湯を処方した．2 週間後の再診時には左耳痛は消失していた．その後，2 週間内服継続し廃薬となった．

片側顔面痙攣

顔面痙攣は，顔面神経の刺激性亢進により，顔面神経支配筋群が発作性，反復性かつ不随意に収縮する疾患である．標準的神経治療：片側顔面痙攣[21]によると，中年女性に多く，片側の目の周囲，

表 3. 第Ⅷ脳神経血管圧迫症候群の臨床症状と検査所見

1) 高齢者，65 歳以上に多い
2) 疾患は一側性である
3) 間欠性の耳鳴と同様性めまいを主訴とし，耳鳴とめまいが同期することが多い
4) 持続時間は数秒で，1 日に数回〜数十回出現する
5) 患側下頭位，下を向くときなど，頭位変化で耳鳴が増強する
6) 特殊な音（バリバリ，パチパチ，チリチリ，ビリビリなど）の耳鳴を訴える
7) 純音聴力の低下はないか軽度である
8) 後迷路性難聴（ABR のⅠ-Ⅲ波間潜時の延長，Ⅱ波以降の反応低下）を示す
9) 眼振を認めない症例が多く，半規管麻痺はないか，軽度の低下にとどまる
10) 発作時の眼振は認められないことが多い
11) MRI の CISS で，第Ⅷ脳神経に対する椎骨動脈あるいは前下小脳動脈の圧排所見が認められる
12) MRI の軸位断像に加えて，患側の第Ⅷ脳神経に沿った方向（斜位）の冠状断像が診断に有用である
13) 顔面痙攣の随伴は稀である
14) カルバマゼピンで耳鳴とめまいが著明に抑制される

（文献 26 より引用）

特に下眼瞼部筋から始まり，次に頬部筋，口輪筋，広頸筋など一側顔面神経支配筋全体の痙攣が同期して生じるようになる．多くの場合は片側性で，稀に両側性の場合があるが，両側の顔面痙攣が同期することはない．顔面筋の随意運動，疲労や精神的緊張などで出現頻度は増加することが多く，仰臥位やアルコール摂取で軽減する傾向がある．軽度の顔面筋の筋力低下がしばしばみられるが，味覚障害，顔面の感覚障害はみられない．特発性片側顔面痙攣の原因としては，root exit zone での血管圧迫説が有力で，神経血管減圧術が確立されている．

1．標準治療

治療法は，内服による薬剤療法，ボツリヌス毒素療法，神経血管減圧術（いわゆる Jannetta の手術）であるが，現在の片側顔面痙攣の治療の主流はボツリヌス毒素療法と神経血管減圧術である[21]．

内服による薬物療法に確立された治療薬はないが，カルバマゼピン，クロナゼパム，バクロフェンなどが効果を示すことが知られている．現在，主に用いられる薬剤はバクロフェン（GABA 作動薬の抗痙縮薬）かカルバマゼピン（抗てんかん薬）である．バクロフェンの作用機序は顔面神経自体の突発性放電の抑制と考えられる．また，GABA 誘導体の抗てんかん薬であるガバペンチンも有効性が高いことが示されており，作用機序は GABA レベルを増加させ，顔面神経運動核の興奮性を下げるためと考えられている．

2．漢方治療

漢方治療では，抑肝散加陳皮半夏[22]，補中益気湯[23]，柴胡加竜骨牡蛎湯[13]，大承気湯加茵蔯蒿[24]の症例報告がある．伊藤はその他に抑肝散加陳皮半夏，加味帰脾湯，柴胡桂枝乾姜湯，加味逍遙散，抑肝散加芍薬厚朴を挙げている[25]．これらの多くは気剤と呼ばれる精神的要素に働きかける漢方薬であり，さらに大承気湯加茵蔯蒿以外は柴胡が含まれている．顔面神経核の異常な興奮を抑制することで痙攣を抑える可能性が示唆される．

第Ⅷ脳神経血管圧迫症候群と前庭性発作症

第Ⅷ脳神経血管圧迫症候群（表3）はバリバリやパチパチなど特徴的な短時間（数秒程度）の間欠的な耳鳴と同時にめまいやふらつきが起こり，第Ⅷ脳神経の血管圧迫により生じる．65歳以上の高齢者に多く，片側性である．診断基準はないが，頭部 MRI 検査での椎骨動脈や前下小脳動脈などによる第Ⅷ脳神経の圧排所見が重要となる[26]．治療にはカルバマゼピンが有効である場合が多いが，難治性の場合は微小血管減圧術が行われることがある．

一方で，2016 年に Bárány Society で前庭性発作症（表4）の診断基準が作成された[27]．前庭性発作症は短時間の回転性，非回転性めまい発作を反復する疾患であり，頭部 MRI 検査で前下小脳動脈による第Ⅷ脳神経の圧迫所見を認めることがあるが，診断基準に MRI 検査などの画像診断の項目は

表 4. 前庭性発作症の診断基準

1. 前庭性発作症 　診断には A~E の基準すべてを満たすことが必要である 　A. 少なくとも 10 回の自発性の回転性あるいは非回転性のめまい発作を認める 　B. めまい発作の持続時間は 1 分以内である 　C. めまい発作に伴う特徴的な脳神経症状が存在する* 　D. カルバマゼピン，オクスカルバゼピンが奏効する 　E. 他の疾患ではうまく説明できない **2. 前庭性発作症疑い** 　診断には A~E の基準すべてを満たすことが必要である 　A. 少なくとも 5 回の自発性の回転性あるいは非回転性のめまい発作を認める 　B. めまい発作の持続時間は 5 分以内である 　C. めまいは自発的に，もしくは特定の頭部運動により生じる 　D. めまい発作に伴う特徴的な脳神経症状が存在する* 　E. 他の疾患ではうまく説明できない ＊：めまい発作中に片側の耳鳴や聴覚過敏などの聴覚症状を訴える場合がある．患耳や罹患神経は前庭性症状（半規管あるいは耳石由来）あるいは蝸牛症状から判断される．他の脳神経症状が認められれば，患側が推定できる．第Ⅶ，Ⅷ脳神経の症状（めまい，耳鳴，半側顔面痙攣）が同時に認められれば，内耳道内で近接するこれらの脳神経が同時に刺激されていることを意味する．

なく，カルバマゼピン，オクスカルバゼピンの投与による診断的治療が診断基準に盛り込まれていることが特徴的である．未治療の場合は前庭性発作症とは診断できず，前庭性発作症疑いとなる．

第Ⅷ脳神経血管圧迫症候群と前庭性発作症の両方に該当する場合が多いが，前庭性発作症はあくまでもめまい疾患であり，バリバリなどの間欠的で短時間の耳鳴があるが，めまい症状を伴わない場合は前庭性発作症には該当しないため，従来通り第Ⅷ脳神経血管圧迫症候群となる．第Ⅷ脳神経血管圧迫症候群はその特徴的な耳鳴から診断を予測することは難しくないが，症状が短時間のめまいのみの場合，前庭性発作症を念頭に置かなければこれを想起するのは難しいと思われる．

第Ⅷ脳神経血管圧迫症候群，前庭性発作症に対しても他の神経血管圧迫症候群と同様の漢方薬が奏効する可能性があるが，漢方治療の報告はほとんどみられない．自験例を紹介する．

＜症例提示 4＞
症例：62 歳，女性
【主　訴】　右耳鳴，ふらつき
【現病歴】　10 日前から 10 秒程度のジリジリジリという耳鳴を繰り返し，同時にふらつくとのことで受診した．

【所　見】　鼓膜に異常なく，標準純音聴力検査は高音漸傾型，4 分法で右 17.5 dB，左 33.8 dB，平衡機能検査で眼振を認めなかった．閉所恐怖症のため頭部 MRI 検査は施行できなかった．

【経　過】　症状から前庭性発作症を疑ったが，慢性腎不全で人工透析治療中であり，腎臓内科医からはカルバマゼピンより漢方薬の内服のほうが望ましいとコメントがあった．また，躁うつ病があり，受診時に易怒性が感じられたため抑肝散を処方した．3 週間後の再診では耳鳴の回数が減少し，抑肝散内服を継続した．初診から 3 か月後，耳鳴はほぼなくなり廃薬とした．1 か月後に他の主訴で再診した際には耳鳴は消失していた．なお，本症例はカルバマゼピンを使用していないので，前庭性発作症疑いとなる．

眼瞼痙攣

眼瞼けいれん診療ガイドライン[28]によると，本態性眼瞼痙攣は，眼瞼周囲の筋，主として眼輪筋の間欠性または持続性の過度の収縮により，不随意な閉眼が生じる疾患であり，他の神経学的・眼科的異常が原因になっていないものと定義される．攣縮が他の顔面筋やさらに舌，咽頭，頸部筋にまで及ぶものを Meige 症候群と呼ぶ．身体のい

くつかの筋肉が不随意に持続収縮し，捻じれや歪みが生じるものをジストニアというが，本症は神経学的には局所ジストニアに属する．眼瞼痙攣は，原因不明の本態性の他に，向精神薬や睡眠導入剤による薬剤性や，症候性のものもある．本態性眼瞼痙攣は，大半は 40 歳以降に発症し，女性に多い．また両側性にみられるもので，自覚症状は瞬目増多，眼瞼の軽度の痙攣，羞明感，眼瞼下垂，目の不快感・異物感・眼痛，目の乾燥感，流涙などがある．進行例ではほとんど自発開瞼不能となり機能的失明状態に陥る．

1．標準治療

眼瞼痙攣の治療は，羞明に対しては遮光眼鏡やクラッチ眼鏡の使用，内服療法，ボツリヌス毒素療法，外科的治療には眼瞼皮膚切除，眼輪筋切除術，超選択的顔面神経切断術などがある．内服療法は抗てんかん薬のクロナゼパム，カルバマゼピン，バルプロ酸ナトリウム，抗コリン薬のトリヘキシフェニジル，抗不安薬のジアゼパム，クロチアゼパム，エチゾラム，ブロチゾラム，抗痙縮薬のバクロフェン，選択的セロトニン再取り込み阻害薬（SSRI）のパロキセチン，フルボキサミンマレインが用いられる[28]．

2．漢方治療

眼瞼痙攣に対する漢方治療は，抑肝散，抑肝散加陳皮半夏の報告が多数みられる．鬼怒川は眼瞼痙攣47例に対し抑肝散を28日間投与したところ，著効25例，有効20例，無効2例で，軽度の眼瞼痙攣に対して95％以上の有効率を示したと報告した[29]．特筆すべきは効果発現までの投与日数が早くて2日，遅くとも1週間という即効性を示し，副作用は軽度の食欲不振3例のみで，また全症例において，ストレス，不眠，神経質という抑肝散の証に一致する症状を認めた．

眼瞼ミオキミア

ミオキミアは筋線維束攣縮の群発により体表面からさざ波状の不随意収縮がみられる現象で，眼瞼ミオキミアは虫が這うように上眼瞼または下眼瞼の一部のみがピクピクと動く状態で，通常片側に起きる．チックより細かい動きで，不規則で持続時間が長い眼輪筋の不随意運動である．健常者でも眼精疲労，ストレス，睡眠不足でなどをきっかけとして生じる．通常は良性で開瞼を妨げることはなく，数日〜数週間で自然に治まる．「眼瞼が痙攣する」と訴える場合の多くは本症と考えられる[28]．

1．漢方治療

眼瞼ミオキミアは自然軽快するとされているが，藤東らの報告では眼瞼ミオキミアが3か月経っても症状軽快せず，クロナゼパム，塩酸チザニジンが無効だった症例に対して，抑肝散を処方し痙攣は軽快したが，眼痛が改善せず，冷えと水毒を目標として当帰芍薬散を処方して軽快した．その後，冬季に症状再燃した際は，冷えを伴っていたために当帰四逆加呉茱萸生姜湯を処方し痙攣と疼痛に奏効した[30]．また，3か月以上続く眼瞼ミオキミアに加味帰脾湯が奏効した報告もある[23]．

漢方治療

脳神経血管圧迫症候群，帯状疱疹後疼痛，片側顔面痙攣，眼瞼痙攣は病態が異なるが，漢方治療における考え方はほぼ同じである．神経興奮抑制の目的には柴胡・釣藤鈎が入っている抑肝散を用いることが多い．抑肝散が有効な症例は多くみられるが，すべての症例で効果がみられるわけではなく，各症例の状態（証）によって処方を考える必要がある．炎症による浮腫・水滞が考えられる場合は利水剤である五苓散を用いる．利水に清熱を加えたい場合は柴苓湯，越婢加朮湯，茵蔯五苓散，猪苓湯などを用いる．また寒熱を判断し，寒証には桂枝加朮附湯，麻黄附子細辛湯，当帰四逆加呉茱萸生姜湯，牛車腎気丸，真武湯などの温める方剤（裏温）を用いる（麻黄附子細辛湯以外は利水作用も有する）．熱証には越婢加朮湯，黄連解毒湯など清熱作用のある方剤を用いる．さらに，慢性化すると血虚になることが多いので補血目的に四物湯を合方する．症例に応じて人参養栄湯や十全大

表 5. 漢方薬とその作用

作用	漢方薬
利水	五苓散
利水＋清熱	柴苓湯，越婢加朮湯，茵陳五苓散，猪苓湯
補気	補中益気湯，六君子湯，桂枝加芍薬湯
補血	四物湯
気血相補	十全大補湯，人参養栄湯
補気＋裏温	麻黄附子細辛湯，呉茱萸湯
裏温＋利水	桂枝加朮附湯，真武湯，当帰四逆加呉茱萸生姜湯，牛車腎気丸
清熱	黄連解毒湯
清熱＋補血	温清飲
疏肝	抑肝散，小柴胡湯，柴胡加竜骨牡蛎湯
疏肝＋補脾	抑肝散加陳皮半夏，四逆散，柴胡桂枝湯
疏肝＋気血相補	加味帰脾湯
疏肝＋駆瘀血	加味逍遙散
理気	香蘇散，桂姜棗草黄辛附湯

補湯を用いて気血を補い，補中益気湯，六君子湯で気を補う．精神的なストレスなど肝気鬱結が考えられる場合は，疏肝作用のある柴胡が入っている柴胡桂枝湯，四逆散，抑肝散，抑肝散加陳皮半夏，小柴胡湯，柴胡加竜骨牡蛎湯，加味帰脾湯，加味逍遙散などを用いる．気鬱が重度の場合には桂姜棗草黄辛附湯を用いる．漢方薬とその作用を表 5 に示した．

1．抑肝散

抑肝散は柴胡，甘草，川芎，当帰，白朮，茯苓，釣藤鈎で構成される．柴胡・釣藤鈎は中枢神経系に働き，鎮静作用を発揮し，甘草も加わって平滑筋・筋骨格の鎮痛・鎮痙作用をもつ．また，当帰・川芎は全身の栄養不良状態を改善する．白朮・茯苓・甘草は中枢神経系の興奮による消化管機能への影響に対して，消化管の機能を回復し，消化吸収を促進する．さらに，白朮・茯苓は全身の過剰な水分を捌いて利尿に導く．柴胡・甘草・川芎・当帰・釣藤鈎は肝気を調え，肝血を潤す作用があり，白朮・茯苓は気を補う作用がある[31]．

抑肝散の神経障害性疼痛に対する効果としては，セロトニンのパーシャルアゴニスト作用は脊髄下行性疼痛抑制系を介した鎮痛効果，グルタミン酸（求心性トランスミッター）による興奮の抑制効果は spinal sensitization に関与する脊髄後角の

興奮抑制，NMDA 受容体の活性化抑制，また神経症の保護作用は電気的短絡回路（ephapse）の形成予防が推測されている[16]．

2．桂枝加朮附湯

桂枝加朮附湯は桂枝湯（桂皮，芍薬，甘草，生姜，大棗）に蒼朮，附子を加えた方剤である．蒼朮は消化管や四肢・筋肉などの水滞症状を改善し，関節痛・神経痛・筋肉痛に対して利尿あるいは発汗によって除湿し，鎮痛する．附子は代表的な熱薬で，水滞に伴う虚寒症状を補温し，疼痛や痺れを緩和する．桂枝加朮附湯は水滞により虚寒症状が増悪して生じた四肢，体幹の関節痛，神経痛，筋肉痛に用いられる[32]．

3．五苓散

五苓散は猪苓，沢瀉，朮，茯苓，桂枝で構成される．朮と茯苓は消化管内および全身の組織内に過剰に偏在している水滞を血管内に引き入れ，さらに消化機能低下を補う．猪苓，沢瀉は腎臓で尿生成に働き，尿量増加を促進し，尿路系や消化管の炎症を消退させる．桂枝は血管を拡張し，血液循環を促進する．五苓散は消化管内および全身組織内の過剰水分を血管内に引き入れて利尿を促進する[33]．

4．越婢加朮湯

越婢加朮湯は麻黄，石膏，甘草，蒼朮，生姜，

大棗で構成される．麻黄・石膏は消炎解熱と利水に働き，麻黄・蒼朮で過剰水分を血管内に引き入れ，甘草は麻黄の副作用を緩和し，生姜・大棗と共に消化管保護に働く．炎症などによる顔面・四肢・筋肉・関節および表層の浮腫や水腫に対して消炎・消腫させる[34]．

5．柴胡桂枝湯

柴胡桂枝湯は小柴胡湯合桂枝湯であり，柴胡，黄芩，人参，半夏，桂皮，芍薬，甘草，生姜，大棗で構成される．柴胡と芍薬で鎮静，鎮痛，自律神経を調整し，芍薬と甘草で鎮痛，鎮痙作用を強める．半夏，人参，大棗，生姜で消化機能を補う．柴胡桂枝湯は本来，感染症などの外感病に使用する処方であるが，本邦では様々な病態に使用されており，精神的ストレスによって消化機能が相対的に抑制されている場合に使用する[35]．

6．四逆散

四逆散は甘草，枳実，柴胡，芍薬で構成される．柴胡の鎮静・鎮痛・肝庇護作用を芍薬・甘草が補助し，芍薬甘草湯として平滑筋の異常緊張を緩解し，枳実で消化管の蠕動運動を調整する．四逆散は傷寒（高熱を伴う疾患）の経過中に体内に熱があるのに四肢が冷える（四逆）場合，または精神的ストレスによって焦燥感，精神不安，心窩部痛，腹満感などをきたす場合に用いられる[36]．

7．黄連解毒湯

黄連解毒湯は黄連，黄芩，黄柏，山梔子で構成される．黄連・黄芩は代表的な清熱薬であり，黄柏は湿熱に対して清熱し，山梔子は熱性経過中の煩躁・口渇・胸苦感を鎮静する．黄連解毒湯は消炎解熱・清熱解毒作用があり，全身あるいは局所の消炎および自律神系の反応増大に対しても抑制的に作用する[37]．

＊微小血管減圧術と神経血管減圧術はほぼ同義語と考えられるが，それぞれのガイドラインなどで呼称が異なるため，本稿ではそのまま用いた．

参考文献

1) 日本神経治療学会ガイドライン統括委員会：標準的神経治療：三叉神経痛（2021）．神経治療学，**38**：761-814，2021．
2) 日本神経治療学会治療方針作成委員会：標準的神経治療：三叉神経痛．神経治療学，**27**：105-132，2010．
3) 佐野秀樹，木村哲朗，寺田和弘ほか：五苓散が奏功した症候性三叉神経痛の1例．日ペインクリニック会誌，**23**：568-569，2016．
4) 堀口　勇，大竹哲也，岡田貴禎ほか：三叉神経痛に対して漢方薬が有効であった症例の検討．日東医誌，**54**：383-386，2003．
   Summary　三叉神経痛14例に漢方薬を処方し，著効7例，有効7例で，呉茱萸湯2例，五苓散を含む処方が9例，柴胡桂枝湯，当帰四逆加呉茱萸生姜湯，麻黄附子細辛湯が各1例ずつであった．
5) 小川　徹，牛尾聡一郎，亀田雅博ほか：三叉神経痛に対して牛車腎気丸および柴苓湯の併用が有効であった1例．医療薬学，**47**：445-451，2021．
6) 矢野昭正，石川泰成，仲宗根　進：桂枝加朮附湯を中心とした三叉神経痛，舌咽神経痛，大後頭神経痛への漢方治療．脳神経外科と漢方，**6**：6-11，2020．
   Summary　三叉神経痛9例に桂枝加朮附湯を中心とした漢方薬を処方し，8例で治療効果を認め，そのうち6例に抑肝散を併用していた．
7) 木村浩子，山崎陽子，井村紘子ほか：高齢者の三叉神経痛に桂枝加朮附湯は有効であった2症例．痛みと漢方，**30**：74-74，2020．
8) 米満　亨，織部和弘：冬の寒波で増悪した三叉神経痛に対して温剤への転方が奏功した一症例～プレガバリンと温剤併用の効果について一考察～．日東医誌，**71**（3）：268-271，2020．
9) 寺澤捷年，小林　亨，隅越　誠ほか：当帰四逆加呉茱萸生姜湯が奏功した三叉神経痛の二症例．日東医誌，**72**：144-147，2021．
10) 藤本真弓：特発性三叉神経痛に対する柴胡桂枝湯の使用経験．痛みと漢方，**27**：148-151，2017．
    Summary　特発性三叉神経痛34例に柴胡桂枝湯を2週間投与し，25例（73.5％）に有効以上の効果を認め，著効は4例であった．
11) 大野健次，延原弘明：三叉神経痛に対する小柴胡湯・桂枝加芍薬湯併用療法の効果．日東医誌，**46**：55-61，1995．

12) 中村吉孝, 田島恵子, 川越いづみほか：神経障害性疼痛に対する抑肝散の効果. 麻酔, 58：1248-1255, 2009.

13) 松村慎一：柴胡加竜骨牡蠣湯が有効であった半側顔面痙攣と三叉神経痛の三症例. 漢方の臨床, 47：43-46, 2000.

14) 園田拓郎：帯状疱疹関連痛の漢方治療. ペインクリニック, 38：351-357, 2017.
Summary 帯状疱疹の漢方治療でもっとも重要なことは寒熱の鑑別で, 次に体の部位に分けて考え, さらに不随症状や症候を考慮する.

15) 竹田 眞, 吉田未央, 上林淑人：三叉神経領域の初期単純疱疹と帯状疱疹に五苓散が有効であった4症例. 漢方の臨床, 70：95-98, 2023.

16) 光畑裕正：帯状疱疹後疼痛. 薬局, 66：2513-2517, 2015.

17) 境 徹也：帯状疱疹後疼痛への漢方治療. 麻酔, 66：728-735, 2017.
Summary 帯状疱疹後神経痛14人に抑肝散を処方し, 痛みとアロディニアの程度は内服前より有意に低下し, いらいら感や不眠も改善した症例が多かった.

18) 福田 悟, 南部 隆, 高橋秀則ほか：帯状疱疹後の眼症状が釣藤散で劇的に改善した二症例. 日東医誌, 61：912-916, 2010.

19) 谷口彰治, 幸野 健, 寺井岳三：帯状疱疹後神経痛に対する補中益気湯の予防効果. Prog Med, 22：863-865, 2002.

20) 井上 剛, 渡辺大輔, 天野博雄ほか：帯状疱疹後神経痛に対する越婢加朮湯の予防効果の検討. 漢方と最新治療, 29：57-63, 2020.

21) 日本神経治療学会治療指針作成委員会：標準的神経治療：片側顔面痙攣. 神経治療, 25：478-493, 2008.

22) 中村謙介：顔面痙攣に抑肝散加陳皮半夏. 漢方の臨床, 40：1367-1368, 1993.

23) 及川 欧, 田代邦雄, 筒井末春：特発性顔面・眼瞼痙攣に対する漢方治療. 日東洋心身医研, 18：67-73, 2003.

24) 福田知顕, 川鍋伊晃, 及川哲郎ほか：大承気湯加茵蔯蒿が著効した半側顔面痙攣の1症例. 日東医誌, 64：222-226, 2013.

25) 伊藤 剛：顔面痙攣の治療は？―統合医療における保存的治療の立場から―. JOHNS, 27：1575-1577, 2011.

26) 伊藤彰紀：第Ⅷ脳神経に対する神経血管圧迫症候群の診断と治療. 日耳鼻会誌, 116：182-183, 2013.

27) 診断基準化委員会：前庭性発作症(Vestibular paroxysmia：VP)の診断基準(Barany Society：J vestib Res 26：409-415, 2016). Equilibrium Res, 79：293-294, 2020.

28) 日本神経眼科学会眼瞼痙攣診療ガイドライン委員会：眼瞼けいれん診療ガイドライン. https://www.nichigan.or.jp/Portals/0/resoutces/member/guideline/keiren.pdf

29) 鬼怒川雄久, 杉田祐子, 佐藤公光子：眼瞼痙攣に対して著効を奏した抑肝散顆粒の使用経験. 臨床眼科, 56：183-190, 2002.
Summary 眼瞼痙攣47例に抑肝散を内服させ, 45例で症状改善し, 随伴症状の不眠と神経症も同時に改善した.

30) 藤東祥子, 山本昇吾：顔面の不随意運動に漢方治療を用いた2症例. 眼科, 45：807-810, 2003.
Summary 症例1：両側眼瞼痙攣の症例に抑肝散を投与し, 痙攣は消失した. 症例2：右眼瞼ミオキニアに抑肝散, 当帰芍薬散を処方し, 症状消失した.

31) 小山誠次：抑肝散：1111-1121. 古典に生きるエキス漢方方剤学. メディカルユーコン, 2014.

32) 小山誠次：桂枝加朮附湯：235-240, 古典に生きるエキス漢方方剤学. メディカルユーコン, 2014.

33) 小山誠次：五苓散：335-343, 古典に生きるエキス漢方方剤学. メディカルユーコン, 2014.

34) 小山誠次：越婢加朮湯：45-51, 古典に生きるエキス漢方方剤学. メディカルユーコン, 2014.

35) 加島雅之：複数の臓腑にまたがる病態に対する処方：171, 漢方薬の考え方, 使い方. 中外医学社, 2014.

36) 小山誠次：四逆散：455-463, 古典に生きるエキス漢方方剤学. メディカルユーコン, 2014.

37) 小山誠次：黄連解毒湯：74-80, 古典に生きるエキス漢方方剤学. メディカルユーコン, 2014.

MB ENT, 297：62-69, 2024

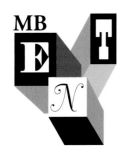

◆特集・漢方治療を究める

上気道の感染症・炎症
（感冒，中耳炎，扁桃炎，鼻副鼻腔炎など）

丸山裕美子*

Abstract 耳鼻咽喉科の診療で診る上気道炎は，感冒やこれに伴う中耳炎・咽頭炎・副鼻腔炎などの急性期疾患から慢性の病態まで多岐にわたる．細菌感染症に対する適切な抗菌薬投与は重要であるが，病気の本質に向き合い自然治癒力を導き出そうとする漢方の方針は，西洋医学では満たしきれない部分を支えうると考える．ガイドラインで掲載・推奨されている漢方についても紹介する．

Key words 感冒（common cold），咳（cough），扁桃炎（tonsillitis），中耳炎（otitis media），アレルギー性鼻炎（allergic rhinitis），鼻副鼻腔炎（rhinosinusitis）

はじめに

西洋医学における感染症治療ではウイルス性の場合，開発された抗ウイルス薬は限られており，対症療法が中心となることが多い．細菌性感染症の場合は，起炎菌の同定とこれに適した抗菌薬投与，そして対症療法が中心となる．しかし，感染症において，その急性期の症状は同じ病原菌に対しても個人の体質により多種多様であり，発症後の経過も個体差がある．また，慢性感染症を起こすか否か，どのように経過するかは宿主の生体防御能や体質が大きく影響する．

漢方治療は個人の体質や体力に注目しながら，足りないものを補い，余分なものを外に出すことにより体内のバランスの崩れを整えるように導く．漢方医学と西洋医学が互いを補い合うことでよりよい診療が実現できると考えらえる．また，漢方治療によるエビデンスが確立するとともに，複数の疾患や病態に対するガイドラインでも漢方薬の使用についての掲載がなされ推奨されているので紹介する．本稿では上気道の感染症や炎症に

かかわる漢方治療について述べる．一つの例として参考になれば幸いである．

なお，小児への漢方薬処方について用法・用量や服薬の工夫について図1に示す．

疾患や症状別対応

1．感冒

かぜ症候群の80〜90％は呼吸器系ウイルス感染によるものであり，西洋医学的方法では症状に合わせた対症療法を行うことが中心となるが，漢方薬は，抗ウイルス作用が確認されている方剤も多く，体質にあわせた諸症状の改善効果に優れているため，有効な治療方法となる．ただし，細菌性の肺炎や上気道感染症のように抗菌薬治療が必要な病態を見逃さぬよう注意が必要であり，西洋薬と漢方薬の両方の特性を理解し患者の病態にみあったよりよい治療を提供することが大切である．

漢方薬を処方する際には患者の体質を見極め，治療のタイミングを逃さずに処方し，適切な養生を行うことが重要となる．図2に処方例を示す．

* Maruyama Yumiko，〒938-8502 富山県黒部市三日市1108-1　黒部市民病院耳鼻いんこう科，部長

●用量：1日2〜3回/食前　用量：下記参照

2歳未満	2歳以上 4歳未満	4歳以上 7歳未満	7歳以上 15歳未満
成人量の1/4以下	成人量の1/3	成人量の1/2	成人量の2/3

参考：厚生労働省　都道府県知事が承認する漢方製剤の製造販売承認事務の取扱いについて. 日薬生薬審発0331第21号, 2016年

●保存方法
- 再分包した場合は吸湿しやすいので、密閉容器（タッパーやチャック付きポリ袋）に乾燥剤などとともに入れて、冷暗所保存しましょう

●飲ませ方のコツ
- そのままサラサラ飲めるお子さんもおられます
- 少量の白湯や水で練り、頬や上あご内側に塗布
- 白湯で溶いてシロップを混ぜる
- アイス、ココア、ヨーグルト、ゼリーにまぜる（はちみつは1歳以上）
- 服薬補助ゼリーに混ぜる
- クッキー、ホットケーキ、ハンバーグに混ぜる

図 1. 小児の漢方薬の服用について
用量，保存法，飲ませ方のコツについて示す

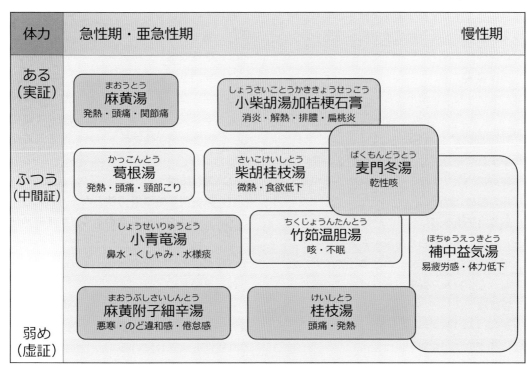

図 2. 感冒に対する処方例

1）がっちりタイプ(実証)

(1) 麻黄湯(まおうとう)

高熱をきたすウイルス性感染に効果的．インフルエンザにおける有用性のエビデンスが報告されている[1]．汗が出るまで．

(2) 小柴胡湯加桔梗石膏(しょうさいことうかききょうせっこう)

麻黄湯のあとに．炎症を抑える働きの小柴胡湯に，鎮咳・去痰・排膿作用のある桔梗と解熱作用のある石膏が加えられている．

2）体力普通(中間証)

(1) 葛根湯(かっこんとう)

熱が出はじめそうなゾクゾクするとき．汗が出るまで．桂皮と麻黄で発汗させると同時に，葛根により体表の血流量を増加させ体を冷やす作用を有する．芍薬や大棗は筋肉の緊張緩和作用をもつ．基礎的研究においてもライノウイルスやインフルエンザウイルスについての効能を立証した研究データが示されている[2][3]．

(2) 柴胡桂枝湯(さいこけいしとう)

葛根湯のあとに．発熱や炎症を鎮めながら，胃腸を元気にして体力を補うような働きをもち，微熱，腹痛，吐き気があるかぜの中期〜後期の症状に効果が期待できる．

(3) 小青竜湯(しょうせいりゅうとう)

水鼻，鼻かぜ初期に使用する．水様痰にも効果がある．

(4) 竹筎温胆湯(ちくじょうんたんとう)

かぜやインフルエンザの回復期に微熱が続いたり咳や痰が続いたりするときに効果を発揮する．

3）体力弱め(虚証)

(1) 麻黄附子細辛湯(まおうぶしさいしんとう)

細辛と附子に体を温める作用がある．なんとなくゾクゾクするひきはじめ，のどのイガイガ，水様性鼻漏，くしゃみ，微熱，倦怠感などの際に．

(2) 香蘇散(こうそさん)

体力が弱い人のかぜのひきはじめに．軽い悪寒(おかん)や頭痛，鼻づまり，食欲不振に使用．

(3) 桂枝湯(けいしとう)

ひきはじめを過ぎてひいてしまったとき．頭

痛，寒気，微熱，腫れや痛みを発散する．

(4) 補中益気湯(ほちゅうえっきとう)

黄耆，人参が含まれる補剤の一つ．かぜをひいて体力低下したとき．消化器機能を高め疲労倦怠や食欲不振に効果がある．免疫賦活作用としてNK活性を増強し，生体防御機構を高める．主たるかぜウイルスであるライノウイルスに対して，感染抑制効果および気道炎症惹起物質の放出抑制効果が確認されている[4]．"医王湯"とも称され，感染症などの原因で消化機能が低下し，虚弱になった症例に対して広く重宝される方剤である．

2．咳

咳嗽は一般的な症状ではあるが，西洋薬における鎮咳薬は選択肢が限られており，漢方薬をその選択肢に加えることで処方の幅を広げることができる．咳嗽に関するガイドライン第2版[5]には麦門冬湯(ばくもんどうとう)，小青竜湯，麻黄附子細辛湯が記載されている．図3に処方例を示す．

1）感染性咳嗽

(1) 麻杏甘石湯(まきょうかんせきとう)

感冒の比較的早期の発作的な強い咳に．喘息発作にも効果あり．

2）乾性咳嗽

(1) 麦門冬湯(ばくもんどうとう)

喉に潤いがない．イガイガした咳．咳嗽抑制メカニズムは気道上皮でのNOの産生・放出を抑制し，C線維の感受性を低下させると考えられている[6]．

3）湿性咳嗽

(1) 麻黄附子細辛湯(まおうぶしさいしんとう)

"麻黄"と"附子"と"細辛"の3種類の生薬からなる．体の弱い人もしくは高齢の人のゼイゼイする喘鳴に．

(2) 清肺湯(せいはいとう)

感冒後の症状が長引く亜急性〜慢性期の粘稠な痰の絡む咳に．COPD(慢性閉塞性肺疾患)に対する有用性も示されている．

(3) 小青竜湯(しょうせいりゅうとう)

気管支炎による湿性咳嗽に．漢方の抗ヒスタミ

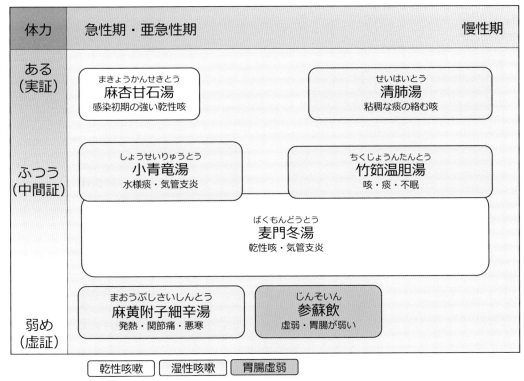

体力	急性期・亜急性期	慢性期
ある (実証)	**麻杏甘石湯** （まきょうかんせきとう） 感染初期の強い乾性咳	**清肺湯** （せいはいとう） 粘稠な痰の絡む咳

急性期・亜急性期・中間部:

- 小青竜湯（しょうせいりゅうとう）水様痰・気管支炎
- 竹筎温胆湯（ちくじょうんたんとう）咳・痰・不眠
- 麦門冬湯（ばくもんどうとう）乾性咳・気管支炎

弱め（虚証）:

- 麻黄附子細辛湯（まおうぶしさいしんとう）発熱・関節痛・悪寒
- 参蘇飲（じんそいん）虚弱・胃腸が弱い

乾性咳嗽　湿性咳嗽　胃腸虚弱

図 3. 咳・痰に対する処方例

ン薬であるが，抗ヒスタミン薬のような眠気はない．水様性鼻漏・痰，湿性咳嗽が選択の目安となる．気管支炎による湿性咳嗽に対して小青竜湯が呼吸器症状を有意に改善させたとする報告[7]もある．

3．扁桃炎

扁桃炎には急性扁桃炎と習慣性・慢性扁桃炎に分類される．急性扁桃炎についてはウイルス性に加え細菌感染症も多く，細菌感染症の場合は適切な抗菌薬の選択と投与が望ましい．また，病態にあわせた漢方薬の併用が有効である場合もある．一方，習慣性・慢性扁桃炎は過労やストレスなどの体調不良に誘発されて扁桃の炎症が長引く，もしくは急性増悪による発熱や咽頭痛を反復し，急性増悪のたびに学校や仕事を休む必要がでてくる．治療法として口蓋扁桃摘出術が挙げられるが，手術が受けられない症例や手術のタイミングをとることができないほどに体調不良を認める症例もある．このような場合も漢方薬が効果を発揮できる．図4に処方例を示す．

1）急性扁桃炎
(1) 抗菌薬，補液など

細菌感染症が疑われる扁桃炎には抗菌薬投与を行う．扁桃周囲炎や扁桃周囲膿瘍・急性喉頭蓋炎・咽後膿瘍などの所見を認める場合は気道確保を含めた迅速で的確な対応が必要である．

(2) 小柴胡湯加桔梗石膏

扁桃の発赤腫脹があり，発熱のある場合．炎症を抑える働きの小柴胡湯に，鎮咳・虚誕・排膿作用のある桔梗と解熱作用のある石膏が加えられている．白湯に溶かして少しずつ口にふくみ，しばらく口でなじませたりガラガラうがいをしたりしてから飲み込むのもよい．

(3) 桔梗湯（ききょうとう）

扁桃の発赤や咽頭の痛みはあるが発熱は軽度の場合．構成生薬が桔梗と甘草であり甘みが強く切れ味がよい．溶かしてうがいとしてもよい．

2）慢性扁桃炎
(1) 小柴胡湯加桔梗石膏

急性扁桃炎にも使用されるが，口蓋扁桃摘出術の手術回避，咽頭痛が出現した際に抗菌薬と併用し短期に使用し有効であったとする報告がある[8]．長期投与の方法と，咽頭痛が出現したらすぐに内服する方法がある．

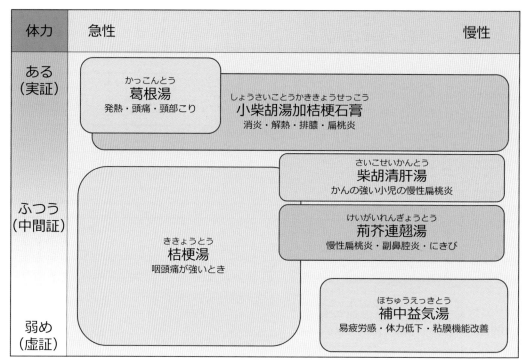

体力	急性		慢性
ある (実証)	**かっこんとう** **葛根湯** 発熱・頭痛・頸部こり	**しょうさいことうかききょうせっこう** **小柴胡湯加桔梗石膏** 消炎・解熱・排膿・扁桃炎	
ふつう (中間証)	**ききょうとう** **桔梗湯** 咽頭痛が強いとき	**さいこせいかんとう** **柴胡清肝湯** かんの強い小児の慢性扁桃炎 **けいがいれんぎょうとう** **荊芥連翹湯** 慢性扁桃炎・副鼻腔炎・にきび	
弱め (虚証)		**ほちゅうえっきとう** **補中益気湯** 易疲労感・体力低下・粘膜機能改善	

図 4. 扁桃炎に対する処方例

(2) 荊芥連翹湯
（けいがいれんぎょうとう）

消炎，排膿作用のある生薬が多く配合されている．慢性に経過する化膿性炎症に効果的である．副鼻腔炎，慢性鼻炎，にきび(尋常性ざ瘡)にも効果がある

(3) 補中益気湯

疲れている，体力低下，虚弱の場合の補剤として体力向上，免疫賦活作用などを有している．

4．中耳炎

1）急性中耳炎

急性中耳炎は3歳までに小児の5～7割が罹患するとされる一般的な上気道炎の一つである．小児急性中耳炎診療ガイドライン[9]（以下，中耳炎ガイドライン）に示される如く中等症や重症例については抗菌薬や鼓膜切開が考慮されるべきであるが，軽症の中耳炎では抗菌薬を投与せずに3日間経過観察とされている．また，併発する上気道炎症状に対する漢方薬の併用は有効と考えられる．感冒や鼻炎・副鼻腔炎の項を参照にされたい．

　1）葛根湯
　2）葛根湯加川芎辛夷
　（かっこんとうかせんきゅうしんい）
　3）柴胡桂枝湯　など

2）反復性中耳炎

反復性中耳炎とは「過去6か月以内に3回以上，12か月以内に4回以上の急性中耳炎に罹患」するものと定義されている[9]．反復性中耳炎では宿主の免疫応答の未熟さが関連すると考えられ，西洋医学に東洋医学を併用する意義が高い病態と考えられる．それでもコントロールが困難な場合は，① 免疫グロブリンの投与や ② 鼓膜換気チューブ留置術が選択肢となる．ただし，① は血液製剤であり反復投与が必要な点，生ワクチン(BCG，麻疹，風疹，水痘，ロタウイルス，ムンプス)の接種は3か月以上空ける必要がある点，② については観血的治療法であること，鼓膜穿孔の可能性があることなどが問題点として挙げられる．漢方薬には生体の自己防御能を向上させ，免疫賦活作用を有する方剤があり，西洋医学と併用することでより幅の広い治療が実現される．

(1) 十全大補湯
（じゅうぜんたいほとう）

体力や食欲低下を補い，栄養状態や貧血を改善させる効能を有する漢方補剤である．感染の罹患頻度や反復を軽減させ，癌の再発や転移が抑制されるといった免疫賦活作用が注目されている．特

に，小児肛門周囲膿瘍や痔瘻において標準的保存的治療法の一つとされている．肛門周囲膿瘍は乳幼児の免疫能の未熟性と肛門陰窩の発育途上の解剖学的問題との関連が指摘されており，反復性中耳炎の発症要因と類似している．同剤の小児反復性中耳炎に対する効果について多施設ランダム化比較試験において中耳炎の罹患回数，鼻かぜの回数，抗菌薬投与日数におけるエビデンスが確認されており[10]，中耳炎ガイドライン[9]に反復性中耳炎治療の一選択肢として記載されている．

（2）補中益気湯

本剤の主薬は補気薬の黄耆で，これに升提作用の柴胡・升麻を配合し，さらに人参・白朮・甘草といった補気剤を加えてある．十全大補湯により十分な効果が得られない場合に用いている．病後の体力低下に効果がある．

3）滲出性中耳炎

滲出性中耳炎は小児および高齢者に比較的多い疾患であり，その成因としては耳管機能不全，感染・炎症，アレルギー説などが報告されている興味深い疾患である．治療法としては保存的加療と鼓膜チューブ留置術を含めた観血的加療との組み合わせになるが，小児滲出性中耳炎診療ガイドライン[11]において漢方薬の有効性についての記載が認められる．

（1）柴苓湯（さいれいとう）

柴苓湯は抗炎症作用，抗アレルギー作用を有する小柴胡湯と利尿作用を有する五苓散（ごれいさん）の合方剤である．滲出性中耳炎に対する柴苓湯の効果については多くの報告が認められており[12]~[14]，また，基礎的研究の報告も認められる[15][16]．

（2）小青竜湯と越婢加朮湯（えっぴかじゅつとう）の併用

ランダム化比較試験においてその有用性が報告されている[17]．

（3）五苓散

五苓散の水分代謝調節作用について，動物実験によりアクアポリンチャネルを阻害するメカニズムが確認されている[18]．東洋医学的には水毒と考えられ利水剤が基本となる．五苓散が滲出性中耳

炎に効果的であったとする報告が認められる[19]．

5．アレルギー性鼻炎・副鼻腔炎

鼻腔は上気道の入り口であり，気道を守るための加湿・加温の機能を果たしている．感冒の一症状としての鼻副鼻腔炎から慢性の病態まで認められるが，鼻副鼻腔の感染や炎症に対しても漢方薬は効果を発揮する．また，今や国民病でもあるアレルギー性鼻炎については，エビデンスに基づき漢方薬がガイドライン[20]上でも推奨されている．図5に処方例を示す．

1）アレルギー性鼻炎

（1）小青竜湯

たらたら水鼻，鼻閉，くしゃみ．眠気がない．鼻アレルギー診療ガイドライン 2020年版[20]において小青竜湯は通年性鼻アレルギー患者のくしゃみ発作，鼻汁，鼻閉を有意に改善するとして推奨度Aに判定されている．細辛，乾姜は体を温め余計な水を排出する効果があり，芍薬と五味子で肺気を収めて咳を治す効果がある．

（2）麻黄附子細辛湯

附子も細辛も体を温める効果があり，くしゃみ・鼻漏型のアレルギー性鼻炎に使える処方である．

（3）葛根湯加川芎辛夷

副鼻腔炎への処方が有名であるがアレルギー性鼻炎の症例にも使用できる．

（4）西洋薬

ガイドラインに準じた治療が推奨される．

（5）鼻洗浄（鼻うがい）

鼻副鼻腔から上咽頭を洗い流すセルフケアであり，アレルゲンや異物，微生物除去，鼻腔内粘膿性貯留物の除去，保湿などに有効である．

2）鼻副鼻腔炎

（1）葛根湯加川芎辛夷

粘稠鼻漏，鼻閉に．排膿作用が強い．鼻炎あるいは副鼻腔炎による慢性化した鼻閉，鼻漏，後鼻漏などに用いられる．若年者，成人の慢性副鼻腔炎で漢方治療する場合の第一選択薬であり，頭重感，肩こり，鼻閉が続く場合に用いる．

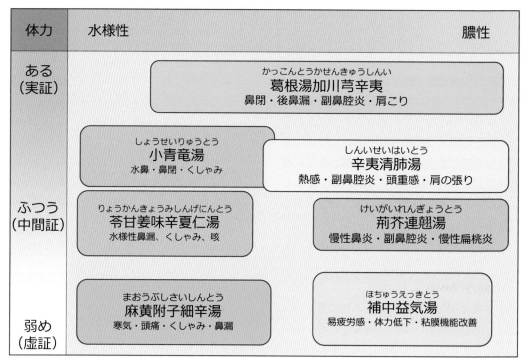

体力	水様性		膿性
ある (実証)		**かっこんとうかせんきゅうしんい** 葛根湯加川芎辛夷 鼻閉・後鼻漏・副鼻腔炎・肩こり	
ふつう (中間証)	**しょうせいりゅうとう** 小青竜湯 水鼻・鼻閉・くしゃみ	**しんいせいはいとう** 辛夷清肺湯 熱感・副鼻腔炎・頭重感・肩の張り	
	りょうかんきょうみしんげにんとう 苓甘姜味辛夏仁湯 水様性鼻漏、くしゃみ、咳	**けいがいれんぎょうとう** 荊芥連翹湯 慢性鼻炎・副鼻腔炎・慢性扁桃炎	
弱め (虚証)	**まおうぶしさいしんとう** 麻黄附子細辛湯 寒気・頭痛・くしゃみ・鼻漏	**ほちゅうえっきとう** 補中益気湯 易疲労感・体力低下・粘膜機能改善	

図 5. 鼻炎・副鼻腔炎に対する処方例

(2) 辛夷清肺湯

膿性鼻漏，鼻根部痛，頭痛や鼻茸のある副鼻腔炎に．線毛運動機能改善，去痰作用がある．抗炎症効果をもつため，膿性鼻汁を伴う副鼻腔炎には効果的である．

(3) 荊芥連翹湯

化膿性炎症を抑える効果あり．適応症に蓄膿症，慢性鼻炎，慢性扁桃炎，にきびがあることから，単なる副鼻腔炎だけではなく，皮膚症状や扁桃炎をくり返しているなどの症状がある場合に効果的である．体内に熱と血が滞り皮膚が荒れ化膿する人に効果がある．

(4) 鼻うがい

前述のセルフケアとして有効性を感じる治療の一つであり，また副鼻腔手術後の鼻内痂皮除去にもお勧めしている．

(5) 西洋薬

病態に合わせ抗菌薬やマクロライド，気道粘液調整・粘膜正常化剤などを組み合わせて使用している．

(6) 手 術

病態として真菌症・腫瘍が疑われる場合や，好酸球性副鼻腔炎・鼻茸充満・保存的加療に抵抗性の副鼻腔炎などの場合には手術的加療を考慮している．

おわりに

以上，上気道感染症や炎症に対する漢方薬使用について述べた．目先の症状にとらわれすぎず，病気の本質に向き合う姿勢は医療全体に通じるものと考えられ，また自然治癒力を導き出すために無駄なものを取り除き，不足したものを補おうとする漢方の方針は，西洋医学では満たしきれない部分を支えうると感じている．漢方医学と西洋医学が，互いに不足部分を補い合い共存することにより，医療がよりよいものになることを願っている．

文 献

1) Yoshino T, Arita R, Horiba Y, et al：The use of maoto(Ma-Huang-Tang), a traditional Japanese Kampo medicine, to alleviate flu symptoms：a systematic review and meta-analysis. BMC Complement Altern Med, **19**：68, 2019. Summary 麻黄湯とノイラミニダーゼ阻害薬（NAI）併用治療は NAI 単独療法より発熱期間が短くなり，麻黄湯単独療法と NAI 単独療法を

比較すると，症状の持続期間とウイルス分離に差は認められなかった.

2) Saito N, Kikuchi A, Yamaya M, et al：Kakkonto Inhibits Cytokine Production Induced by Rhinovirus Infection in Primary Cultures of Human Nasal Epithelial Cells. Front Pharmacol, **12**：687818, 2021.

3) Kurokawa M, Tsurita M, Brown J, et al：Effect of interleukin-12 level augmented by Kakkonto, a herbal medicine, on the early stage of influenza infection in mice. Antiviral Res, **56**：183-188, 2002.

4) Yamaya M, Sasaki T, Yasuda H, et al：Hochuekki-to inhibits rhinovirus infection in human tracheal epithelial cells. Br J Pharmacol, **150**：702-710, 2007.
Summary ライノウイルスに感染させた培養細胞に補中益気湯を投与したところコントロールに比較し，ウイルス放出が 1/100 に減少し炎症性サイトカインの放出量が有意に減少した.

5) 一般社団法人日本呼吸器学会(編)：咳嗽に関するガイドライン 第 2 版. 一般社団法人日本呼吸器学会, 2012.

6) Kamei J, Yoshikawa Y, Saitoh A：Antitussive effect of Bakumondoto(Mai-men-dong-tang) in guinea-pigs exposed to cigarette smoke. J Trad Med, **22**：44-48, 2005.

7) 宮本昭正，井上洋西，北村 諭ほか：TJ-19 ツムラ小青竜湯の気管支炎に対する Placebo 対照二重盲検群間比較試験. 臨床医薬, **17**：1189-1214, 2001.
Summary 気管支炎に対する二重盲検群間比較試験で小青竜湯はプラセボ群と比較し，咳の回数, 強さ, 喀痰の切れの症状が有意に改善した.

8) Goto E, Asama Y, Ogawa K：Sho-saiko-to-ka-kikyo-sekko as an alternative treatnlent for chronic tonsillitis to avoid surgery. Complement Ther Clin Pract, **16**：216-218, 2010.
Summary 小柴胡湯加桔梗石膏を投与したところ習慣性扁桃炎の反復回数が減少した.

9) 日本耳科学会／日本小児耳鼻咽喉科学会／日本耳鼻咽喉科感染症・エアロゾル学会(編)：治療アルゴリズム：80-82, 小児急性中耳炎診療ガイドライン 2018 年版(改訂第 4 版). 金原出版, 2018.

10) Ito M, Maruyama Y, Kitamura K, et al：Randomized controlled trial of juzen-taiho-to in children with recurrent acute otitis media. Auris Nasus Larynx, **44**：390-397, 2017.
Summary 小児反復性中耳炎に対する十全大補湯の効果について多施設ランダム化比較試験が行われ，中耳炎の罹患回数, 鼻かぜの回数, 抗菌薬投与日数において有意な結果が得られた.

11) 日本耳科学会／日本小児耳鼻咽喉科学会(編)：CQ3 滲出性中耳炎に抗菌薬以外の薬物治療は有効か：44-46. 小児滲出性中耳炎診療ガイドライン 2022 年版(改訂第 2 版), 2022.

12) Ikeda K, Takasaka T：Treatment of secretory otitis media with Kampo medicine. Arch Otorhinolaryngol, **245**：234-236, 1988.

13) 平川勝洋，原田康夫，夜陣紘治ほか：滲出性中耳炎に対するツムラ柴苓湯の効果. 耳鼻臨床, **84**：383-387, 1991.

14) 石山哲也，佐藤圭司，深沢 収ほか：滲出性中耳炎に対する柴苓湯の有用性. 耳鼻臨床, **85**：1511-1519, 1992.
Summary 滲出性中耳炎に対する柴苓湯の効果について多施設共同臨床試験を行ったところ，中等度改善以上が 70.0%，有用以上が 70.0% であった.

15) Sugiura Y, Ohashi Y, Nakai Y：The herbal medicine, Sairei-to, prevents endotoxin-induced otitis media with effusion in the guinea pig. Acta Otolaryngol, **531**：21-33, 1997.

16) Ikeda K, Furukawa M, Tanno N, et al：Increase of Cl-secretion induced by Kamo medicine (Japanese herbal medicine), Sai-rei-to, in Mongolian gerbil middle ear epithelium. Jpn J Pharmacol, **73**：29-32, 1997.

17) 井上裕章：成人滲出性中耳炎急性例に対する小青竜湯・越婢加朮湯併用投与の速効性. 耳鼻と臨, **47**：361-366, 2001.

18) Jo M, Fujimoto T, Kaneko M, et al：Effect of goreisan on urinary concentrating ability and expression of aquaporin-2 in 5/6 nephrectomized rats. J Trad Med, **30**：145-157, 2013.

19) 松本恭子：滲出性中耳炎に対する五苓散の効果. MB ENT, **229**：35-43, 2019.

20) 日本耳鼻咽喉科免疫アレルギー感染症学会 鼻アレルギー診療ガイドライン作成委員会：鼻アレルギー診療ガイドライン―通年性鼻炎と花粉症―2020 年版(改訂第 9 版)：78, ライフ・サイエンス, 2020.

MB ENT, 297：70-75, 2024

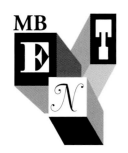

◆特集・漢方治療を究める

口腔内症状
（咽喉頭異常感症・舌痛症・慢性上咽頭炎）

金子　達*

Abstract　咽喉頭異常感症と舌痛症そして慢性上咽頭炎はいずれも強く関係があり，耳鼻咽喉科として重要な部位・疾患である．咽喉頭異常感は現代人に多くみられ，真性の異常感は少なく，最近では逆流性食道炎などの原因が多く，がんなどの病気を診断否定することが重要である．半夏厚朴湯のグループによる治療が主であるが，二次性には逆流性食道炎などの原因に基づく治療となる．舌痛症も各種原因疾患があり異常感症同様に真性のものは少ないが診断し治療できる疾患である．立効散の使用が多いが，誘因・原因に基づく治療が必要である．COVID-19（新型コロナウイルス感染症）の流行とその後遺症の治療で慢性上咽頭炎がここ数年見直されてきて，上咽頭擦過療法（EAT）などとともに漢方治療も導入されつつある．他種の症状疾患に有効である今後の研究が待たれるが，炎症を抑えることで柴胡剤なども使用するが，精神的な要因で加味帰脾湯なども使用する．いずれの疾患も，漢方が今後有力な治療法として考えられる．

Key words　咽喉頭異常感症（laryngopharyngeal abnormal sensation），舌痛症（glos salgia），慢性上咽頭炎（chronic nasopharyngitis），新型コロナウイルス感染症（COVID-19），漢方治療（Kampo medicine treatment），半夏厚朴湯（hangekobokuto），立効散（rikkosan），加味帰脾湯（kamikihito），上咽頭擦過療法（epipharyngeal abrasive therapy：EAT）

はじめに

　今回の口腔内症状というテーマは耳鼻咽喉医にとって非常に重要な部分だと考える．それぞれの疾患がかかわりを持っていて，それらを理解，観察，治療できることが耳鼻咽喉科医の力量である．そしていずれの疾患も，西洋医学的には限界があり，その先は東洋医学が中心の展開となってくる．また2019年から始まる新型コロナウイルス感染症（以下，新型コロナ）の症状として，そして後遺症状として非常にかかわりがあることが推測され，今後の検討が必要である．

咽喉頭異常感症

1．疾患概念

　咽喉頭異常感症の定義は「咽喉頭異常感の訴えがあるにもかかわらず，通常の耳鼻咽喉科的診察で訴えに見合うだけの異常所見を認めないもの」とされている．これを真性の咽喉頭異常感と定義される[1]．他に種々の原因疾患が後に判明した場合などは咽喉頭異常感症候群的な考えである．咽喉頭異常感症候群の原因について内藤健晴先生の一覧表を多少修正して掲載する（表1）[2]．これらの中でもっとも大事なことは悪性腫瘍を否定していくことが重要なのは言うまでもない．漢方医学的にはよくこの病態の症状として，咽中炙臠（いんちゅうしゃれん）（咽喉部に焼いた肉片が引っかかっているような異物感があるもの）や梅核気（ばいかくき）（咽中が梅の核のようなもので塞がれている感じがすること）ともいわれる．

　局所的な原因で最近は逆流性食道炎により多くみられる．この診断のポイントは食道入口部の所見で発赤腫脹，披裂間膜の肥厚がみられ，胸焼

---

*　Kaneko Toru，〒320-0041　栃木県宇都宮市松原2-3-14　金子耳鼻咽喉科クリニック，院長

表 1. 症候性咽喉頭異常感症の原因

要因	分類	疾患名
局所的要因 ＜約80％＞	慢性炎症・外傷	慢性副鼻腔炎，慢性咽喉頭炎，慢性扁桃炎，真菌感染症（口腔・咽頭・食道），気管内挿管後遺症
	甲状腺疾患	橋本病，バセドウ病，単純性甲状腺腫，甲状腺炎，甲状腺癌
	腫瘤・腫瘍	喉頭蓋嚢胞，喉頭肉芽腫症，喉頭癌，咽頭癌
	形態異常	過長茎状突起，頸椎異常（Forestier病），舌根扁桃肥大（喉頭蓋接触），振子様扁桃，喉頭斜位
	食道疾患	胃食道逆流症（GERD）＜50〜60％＞，食道憩室，食道異物，食道癌
	アレルギー	喉頭アレルギー＜15〜20％＞，食物アレルギー
	口腔内乾燥症（全身）	糖尿病，シェーグレン病，薬剤性（向精神薬・抗ヒスタミン薬など）
全身的要因		低色素性貧血（Plummer-Vinson症候群），糖尿病，内分泌異常，心肥大，大動脈瘤，重症筋無力症，自律神経調節障害，更年期障害 薬剤性，亜鉛欠乏症
精神的要因	神経症	心気症，不安神経症，ヒステリー，強迫神経症
	精神病	統合失調症，仮面うつ病
	心身症	心身症

（文献2より引用・改変）

- 症状（一般）：胸焼け、呑酸、噯気（げっぷ）
- 症状（耳鼻科領域）再発性の咽喉頭炎（扁桃炎）、嗄声

咽喉頭異常感症、慢性咳嗽、喉頭肉芽腫症

腹診：心下痞硬

ユニットの椅子に座っても、立っていても多少頻度は低いが腹診出来ます

心下痞鞕

披裂間粘膜の腫脹
披裂部の発赤腫脹

逆流性食道炎の存在を必ず考慮すること！

心下部の抵抗と圧痛

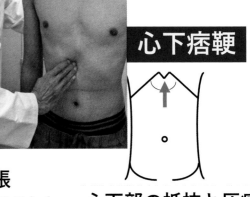

図 1. 耳鼻咽喉科医・逆流性食道炎の診断

け・呑酸・噯気などの症状があり，漢方診断では腹診の心下痞硬（座位でも可能な腹診）があれば，まず間違いなく，図1に診断方法を示す．逆流性食道炎の診断を疑ったらPPI（プロトンポンプ阻害薬，proton pump inhibitor）投与で改善することが多い．胃・食道の内視鏡所見でははっきりしないこともある．この疾患は慢性咳嗽の原因としても最近多くなっている．最近の話題として喉頭アレルギーも多く考えられる．喉頭アレルギーの症状として重要なものは咳嗽と咽喉頭異常感症の2つが考えられる．

2．漢方治療の方法

あまりはっきりした原因がわからない真性に近い咽喉頭異常感症は半夏厚朴湯がよい．また，山際は半夏厚朴湯が第一選択で，その他の処方例として些細なことにイライラや動悸を訴える患者に

表 2. 半夏厚朴湯の使い分け

半夏厚朴湯類	効能効果	選択のポイント
半夏厚朴湯 半夏，茯苓，厚朴，蘇葉，生姜	体力中等度，気分がふさいで，咽頭食道部に異物感がある．ときに動悸やめまいもある．不安神経症，神経性胃炎，咳，嗄声，異常感症	咽喉頭異常感症の基本製剤 ・まずはこれを使用してみる ・誤嚥性肺炎の予防治療にも有用 ・甘草が入っていないので合方が楽
柴朴湯 **(半夏厚朴湯＋小柴胡湯)** 柴胡，半夏，生姜，黄芩，大棗，人参，甘草，茯苓，厚朴，蘇葉 ※赤字は増えた生薬	〈体力中等度＋半夏厚朴湯の記載〉 小児喘息，気管支喘息，気管支炎，咳，不安神経症，虚弱体質	咽喉頭異常感でアレルギーの関与が考えられる場合の第一選択 ・腹診で胸脇苦満が診られることが多い 喘息の維持期　　　　　胸脇苦満 甘草含有注意　　　　　左右の肋骨弓 抑うつ傾向強い　　　　周辺の圧迫感 　　　　　　　　　　　片側でも可
茯苓飲合半夏厚朴湯 **(半夏厚朴湯＋茯苓飲)** 茯苓，白朮(蒼朮)，人参，生姜，陳皮，枳実，半夏，厚朴，蘇葉 ※赤字は増えた生薬	〈体力中等度以下＋半夏厚朴湯の記載〉 吐気，胸焼け，上腹部膨満感，尿量が減少することもある．不安神経症，神経性胃炎，つわり，胸焼け，胃炎，嗄声，咽喉頭異常感	咽喉頭異常感で上部消化管の蠕動運動が悪い場合に用いる ・停滞した消化液，分泌液，飲水などを捌く作用がある

表 3. 咽喉頭異常感症候群の漢方治療

原因推定疾患	診断・漢方治療のポイント	処方名
逆流性食道炎(GERD)	漢方治療は PPI(プロトンポンプ阻害薬)などと併用可能で単独・併用を考えより効果が必要や心因的な成分を補完したりする	**六君子湯**(基本薬，虚・やや虚証) **半夏瀉心湯**(第2基本薬，やや急性期) **抑肝散加陳皮半夏**(精神的不安・焦燥)
副鼻腔炎	一般的に使用する薬剤で，体質や症状で選択する．抗菌薬とも併用可能	**葛根湯加川芎辛夷**(基本製剤，鼻閉鼻汁) **辛夷清肺湯**(麻黄なし，冷やす作用) **荊芥連翹湯**(頭頸部の各種炎症へ)
(上中下)咽頭炎	・急性と慢性，体質や原因で選択する ・抗菌薬とも併用可能，亜急性期以降	**小柴胡湯加桔梗石膏**(扁桃炎の基本薬) **荊芥連翹湯**(顔面表面までの炎症全体)
(喉頭)アレルギー疾患	西洋薬との併用可で症状などで選択する	**柴朴湯**(喘息の維持期に多用) **小青竜湯**(鼻汁多く，多少の咳)
口腔内乾燥	口渇(喉が渇いて水を飲みたがること)と口乾(口は乾くが水は欲しくない状態)を分けて考えるとよい	**白虎加人参湯**(中〜実，口渇，消炎) **麦門冬湯**(基本薬，虚〜中，唾液分泌増加)
精神的イライラ	精神的にイライラして動悸がしたりする	**柴胡加竜骨牡蛎湯**(実証)胸脇苦満 **桂枝加竜骨牡蛎湯**(虚証)

は柴胡加竜骨牡蛎湯(実証)か，桂枝加竜骨牡蛎湯(虚証)を処方するのもよいとしている[3]．新井の論文[4]や筆者の考えで3つの半夏厚朴湯類の使い分けを表2に示す．その他の症候群は，それぞれの原因を考え表3に示すような漢方選択をする．参考までに耳鼻咽喉科医ならわかると思うが，喉頭蓋が舌根部に触れて違和感を起こす場合(喉頭蓋谷が見にくい)には，真性と同じく半夏厚朴湯が効くことが多い．筆者は誤嚥性肺炎の患者にも半夏厚朴湯投与で軽快ないし悪化を防ぐ意味で使用することがある．

舌痛症

1．疾患概念

　舌痛症は舌に痛みを感じる疾患はいくつかあるが，その中でも「舌痛を主訴とし，他覚的に舌に異常所見を認められず，また臨床検査でも特に異常を認められないにもかかわらず，慢性持続的な表在性，限局性に自発痛を舌に訴えるもの」を舌痛症として定義している．国際疼痛学会分類の中では，「口腔内灼熱症候群(burning mouth syndrome：BMS)と呼ばれるが，口腔粘膜が正常で，

表 4. 舌痛症の漢方治療

体質	選択ポイント	処方
やや実〜実証	赤ら顔, イライラ	黄連解毒湯
やや実証	不眠, 多夢, 動悸, 胸脇苦満	柴胡加竜骨牡蛎湯
やや虚証	月経不順, イライラ, 多愁訴, 便秘傾向	加味逍遙散
やや虚証	皮膚乾燥, 不眠, 物忘れ, 貧血傾向, 口腔乾燥	人参養栄湯
虚証(あまり考慮せず)	食欲不振, 憂うつ, 不安感,	香蘇散
虚証	胃腸虚弱, 舌皺裂, 地図状舌, 口腔乾燥	清熱補気湯
体質(証)は考慮せず	三叉神経痛, 齲歯, 口腔内でしばらく含んで可	立効散

（文献 8 より引用・改変）

この他に白井らは肝気鬱結, 陰虚などを認める場合, **滋陰至宝湯**が第一選択とし[9], 陰虚, 滋陰を考えると, **滋陰降火湯**, **滋陰至宝湯**, **麦門冬湯**なども有効なことがある. また, 逆流性食道炎などが原因誘因と考えたときは**六君子湯**, **半夏瀉心湯**なども考えてよい

局所や全身疾患が否定され口の痛みが毎日, ほぼ全日にわたって続くもの」とされている[5]. 咽喉頭異常感と同じようにこれらが真の舌痛症であるが, 原因がわかるものも多く(いわゆる二次性舌痛症), それらの場合はそれぞれ原因に対する治療が必要となってくる.

疫学的には, 中高年に多く, 女性が圧倒的に多く, 痛みはひりひり・ピリピリが多い. 舌尖や舌側縁に多く持続性が多い, 摂食や会話時に痛みは軽減消失が多く, 睡眠中は存在しないようである[5].

2. 治療の方法

西洋医学的には最近カンジダ症などの関連もいわれており, 佐藤により抗真菌薬も有効であったとの報告もある[6]. 当科でも, 菌検査は比較的多くしており確かに真菌も検出されることがあるが, 多くはない. 当科では内服の抗真菌薬は比較的副作用が多いので, ファンギゾンシロップによる含嗽や同一部内服でコントロールしている. 舌の乾燥も原因として多いようなので咽喉頭異常感症で前述したような治療も必要なこともある. 内菌は瘀血傾向がある舌痛症の患者は, そうでない患者に比べて初診時血清フェリチン値が低下している傾向があった[7]. まだ症例は少ないが, 当科では亜鉛の欠乏も多いと考え, ビタミンBの複合剤と亜鉛の主成分の胃薬(ポラプレジンク)などを当初から投与する. 必要に応じて石毛の図[8]をもとに加筆を行った表4のような治療を行うが, もっとも多く使用するのが立効散で, 次に香蘇散である. 白井らの舌痛症の治療の考え方は気血水

の観点から「不通則痛」の原因となる気虚, 血虚, 水滞そして「不栄則痛」の原因となる気虚, 血虚, 陰虚の病態, また五臓の観点からは, 心, 肝, 脾の病態との関連性が深い, なかでも陰虚証は老化, 糖尿病, 慢性炎症性疾患などに伴うことが多く, 超高齢化社会において陰虚に対する処方の必要性が高まると考えると述べている[9]. しかし, ここ数年当科を受診する舌痛症の患者数が減少している. それともそうなる前に当科では治療して止まっているかもしれないが原因はわからない.

慢性上咽頭炎

1. 疾患概念

今回の疾患の中で, 今後もっとも問題(話題)となりつつある疾患概念である. ここ数年でまったく考え方が変わる可能性もある. そして, 2019年に始まる新型コロナによる社会・医療の地球規模での変革が起きているが, この疾患が発症時症状や後遺症の症状に大きく関与している可能性が考慮されつつある.

慢性上咽頭炎の考え方は, 耳鼻咽喉科医の今後の在り方を左右されうる可能性もある. 従来から慢性副鼻腔炎やアレルギー性鼻炎による後鼻漏により, 咽喉頭異常感などの訴えが, 特に高齢者に多いことは皆さん重々承知していると思うが, 難治性であることも従来からいわれている. まず一般的に咽頭炎に使う漢方について述べる. 急性の場合は甘草湯や桔梗湯などは含嗽して口内にしばらく置くことでも咽頭痛を改善させることができ

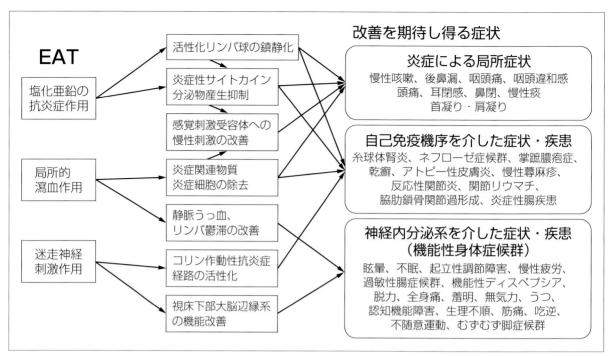

図 2. EAT の作用機序と改善が期待される症状
（文献 11 より）

る．新型コロナの症状改善にも有効なことが多く，特に今流行しているオミクロン株は肺炎などにはなりにくいが，咽頭の炎症は強く痛みも強い傾向にあり，漢方処方も多く行われていると考えられる．そのために現在の漢方不足も生じていることも考えられる．

　そして，最近「慢性上咽頭炎」という概念疾患が多く聞かれるようになってきた．堀田らがそのあたりを詳しく記載しているので，その「上咽頭擦過療法（EAT）の臨床効果から見える慢性上咽頭炎が関連する多彩な病態」[10] より少しまとめて記載する．慢性上咽頭炎は大阪医科大学耳鼻咽喉科学 山崎春三教授，東京医科歯科大学 堀口伸作教授の 2 人を中心として，山崎は慢性上咽頭炎に伴う諸症状を「鼻咽頭症候群」と称し「首凝り，肩凝り，咽頭違和感，後鼻漏，目のかすみ，嗄声，鼻声，胃部不快感，便秘と下痢，鬱，不安，易怒性めまい，頭重感」など多彩な症状を挙げた．堀口はこれらの症状に加えて「アレルギー疾患，喘息，関節リウマチ，膠原病」などの免疫関連疾患にも慢性上咽頭炎がかかわっているとし，塩化亜鉛に浸した綿棒を用いた上咽頭擦過療法（epipha-

ryngeal abrasive therapy：EAT）でこれらの症状が改善するとした．1960 年代にこれらが注目されたが，両教授退官後は慢性上咽頭炎の話は日の目を見なくなった．しかし，最近いくつかの研究と新型コロナの治療，同後遺症の治療などにより再び注目されるようになってきた．EAT の作用機序と改善が期待される臨床症状を堀田の論文[11] の中から図 2 に記載する．図のように各種作用が想定されるが，耳鼻咽喉科領域にも多種の有効疾患がある．

2．漢方治療の方法

　漢方の投薬も従来から考えられる咽喉頭炎に対する治療から上咽頭特有の心因・精神的なものも含む漢方治療も応用される（表 5）．まだ，あくまでも一部で，これ以上に今後の展開が期待される．新型コロナの後遺症治療で有名な平畑は，新型コロナの漢方治療で，陽証の場合は胸脇苦満が多く柴胡剤と駆瘀血剤の組み合わせが多く使用されるとして，柴胡剤は柴胡桂枝湯・柴胡桂枝乾姜湯また水毒や瘀血所見も多いため当帰芍薬散や加味逍遙散などの使用も考え，たとえば柴胡桂枝乾姜湯＋当帰芍薬散なども考えられる[12]．当科でも柴

表 5. 慢性上咽頭炎の漢方治療

処方名	特徴	ポイント
小柴胡湯桔梗石膏	扁桃炎扁桃周囲炎・咽喉頭炎に，胸脇苦満	慢性・亜急性の咽喉頭炎の第一選択
荊芥連翹湯	頭頸部の炎症性疾患，鼻炎，扁桃炎，副鼻腔炎	皮膚の表面から内部まで炎症一般
葛根湯加川芎辛夷	副鼻腔炎の第一選択，鼻閉，頭重感，痰，鼻汁	肩凝り・首凝りにも，頭重感
辛夷清肺湯	副鼻腔炎，鼻茸，痰がらみ，頭痛，膿性鼻漏	麻黄がないため胃腸が弱い人にも
竹筎温胆湯	インフルエンザやコロナの時の痰，微熱，咳嗽，倦怠感などが続くときに有効	コロナ後遺症にもダイレクトに効く，後鼻漏などにも有効
加味帰脾湯	虚弱体質で血色が悪い人で貧血，不眠，精神不安，神経痛，EAT と併用することが多い	コロナ後遺症のイライラに有効なことが多い（ブレインフォグに有効）
香蘇散	虚弱神経質な風邪の初期，コロナの優しい薬あまり強くない症状のコロナに有用，後鼻漏多量	神経質な気滞感冒で有効，コロナ後遺症にも有効なことが多い
滋陰降火湯 麦門冬湯	口腔内乾燥，舌の乾燥発赤（紅舌），粘性後鼻漏 口腔内乾燥，咳嗽，粘性後鼻漏	炎症と乾燥がある場合に有効 飲みやすい漢方，乾いた咳嗽に有効

上部のほうの処方が炎症や副鼻腔炎合併などに有効，EAT の効果が掌蹠膿疱症であったが[11]，小柴胡湯加桔梗石膏や荊芥連翹湯でも同様な効果がある．中段は精神的な内容も絡み，滋陰降火湯，麦門冬湯は乾燥傾向に有効である．瘀血も多く当帰芍薬散や加味逍遙散などの使用も考慮，漢方医学的な証を考慮して処方を考える

胡剤と加味帰脾湯などが比較的多く処方されている．何かやる気が起こらない感じの患者が多く大変である．漢方の証に合わせた治療で，新型コロナ後遺症を含めた慢性上咽頭炎の治療の展開が今後考えられていくと考える．

おわりに

今回のテーマの3疾患はいずれも関連している．また，精神的な要因も十分考えられる疾患群でもある．今後の超高齢社会ではより増加傾向になる可能性もある．真性，二次性など原因がわかるものを推定し，東洋医学的な証を考慮すると漢方薬による治療が西洋医学以上に効果を感じることができると考える．今後の研究に期待したい．

参考文献
1) 小池靖夫：咽喉頭異常感症に対する診断的治療．耳鼻臨床，**72**(11)：1499-1506, 1979.
2) 内藤健晴：咽喉頭異常感症の漢方治療．日本医事新報，**4641**：51-54, 2013.
3) 山際幹和：咽喉頭異常感症．MB ENT, **185**：70-77, 2015.
4) 新井一郎：漢方薬のききめのめきき：咽喉頭異常感症，喘息に対するエビデンス．月刊薬事，**59**(4)：187-197, 2017.
5) 市村恵一：舌痛症の治療．MB ENT, **113**：76-84, 2010.
6) 佐藤田鶴子：再発性舌炎の基礎と臨床．真菌誌，**45**：233-237, 2004.
7) 内薗明裕：舌痛症の東洋医学的背景と鉄動態についての一考察．痛みと漢方，**31**：31-39, 2022.
8) 石毛達也：口腔内違和感：183-186，漢方医学大全．静風社，2022.
9) 白井明子，吉崎智一：正しい漢方の選び方，舌痛症．耳鼻咽喉科，**1**(3)：349-355, 2022.
10) 堀田 修，田中亜矢樹：上咽頭擦過療法（EAT）の臨床効果から見える慢性上咽頭炎が関連する多彩な病態．日本医事新報，**5007**：30, 2020.
11) 堀田 修，永野千代子：慢性上咽頭炎の関連が示唆される多彩な病態と上咽頭擦過療法に関する考察．口腔科，**31**(1)：69-75, 2018.
12) 平畑光一：スッキリ方程式 新型コロナ後遺症×（柴胡桂枝乾姜湯＋当帰芍薬散）．日本医事新報，**5155**：14, 2023.

MB ENT, 297：76-83, 2024

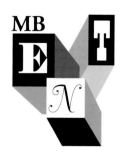

◆特集・漢方治療を究める

耳鼻咽喉科医が知っておくとよい不定愁訴

髙村光幸*

Abstract 耳鼻咽喉科領域で遭遇する標準的な治療法が存在しない不定愁訴として，「口の中のねばつき」「副鼻腔炎ではなく，抗アレルギー薬も無効な後鼻漏」「鼻が乾く・違和感がある」「耳性めまいではない慢性のふらつき」といったものが挙げられた．このような訴えには，漢方治療においてもエビデンスと呼べるほどのものは存在せず，伝統医学の基礎理論や経験則を参考にして治療する．痰飲，陰虚をはじめとした中医学的な理論を参考にすると，難治な症状に対応できるヒントをみつけることができる．口の中のねばつきでは，唾液の多寡や性状によって痰飲や陰虚の存在を考える．標準治療が無効な後鼻漏も，痰飲や陰虚のほか，その寒熱を見極めることが重要である．鼻の乾燥でも，陰虚の存在が無視できない．慢性のふらつきは，特に精神的背景によって症状が増悪しやすいため，心身一如の考えからも，心身両方に働きかけることのできる漢方を駆使することは有用であると考える．

Key words 漢方医学(Kampo medicine)，中医学(traditional Chinese medicine)，口中のねばつき(sticky saliva or oral stickiness)，後鼻漏(postnasal drip)，鼻の違和感(nasal discomfort)，ふらつき(staggering)

はじめに

耳鼻咽喉科医ではない筆者に与えられたテーマは，不定愁訴の漢方治療ということで，耳鼻咽喉科領域と関連しそうなものを考えてみたいと思う．今回の特集号でも執筆されている耳鼻咽喉科医の呉先生にお願いして，身近な耳鼻咽喉科医師の方々が臨床上困っている不定愁訴を尋ねていただくこととした．すると，「口の中のねばつき」「副鼻腔炎ではなく，抗アレルギー薬も無効な後鼻漏」「鼻が乾く・違和感がある」「耳性めまいではない慢性のふらつき」「のどの違和感」といったものが多く挙げられたとご教授いただいた．「のどの違和感」については，他の先生が担当される内容に関連するようなので，それ以外の病態の漢方治療について筆者の経験などをお伝えしたいと考える．これらの不定愁訴は，しっかりした耳鼻咽喉科的診断をつけることが困難なため，漢方治療においてもエビデンスと呼べるほどのものは存在しない．したがって，伝統医学の基礎理論や，経験則を参考にしていただくほかないのが現状である．

口の中のねばつき

ねばつくという表現が指している症状が，意外にも単純ではなく，人によって異なるものであることに注意が必要である．唾液が多くても少なくても「ねばつく」と表現されることがあり，それぞれ治療がまるっきり反対の方法論をとらなくてはならないこともあるし，併存するような不可解な病態もある．耳鼻咽喉科の先生方であれば，ガムテストやサクソンテストなどで唾液分泌の検査をされたうえで判断されることも多いと思われるが，唾液が多くて困る方をまず考えてみる．

* Takamura Mitsuyuki，〒514-8507 三重県津市江戸橋2-174　三重大学病院漢方医学センター，病院准教授

1. 痰　飲
(たん　いん)

　唾液が粘稠で，どろっとしてねばつき気持ち悪いと表現される症例を複数経験したことがあるが，これらに共通したのは，"痰飲"の存在を示唆する所見である．"化痰・祛痰"の方向にはたらく処方を用いて治療する必要がある．痰飲という表現に馴染みのない読者も多いと思われるが，もう少し認知度が高いであろう"水毒"という概念と少し共通する部分がある．日本漢方では，身体に必要な生理要素として，気血水の3つを通常基本に考える．このことについては，本書の他の稿や解説書を参考にしていただきたいが，血液以外の体液成分を主に水と捉え，その分布異常や代謝異常によって病的な状態になった場合に，これを水毒と表現するものである．水という言葉は，暗に正常も異常も含んでいるので，単に水の異常と呼ぶ場合もある．一方，中医学では，生理機能をきちんと果たしている体液成分を津液と呼称し，あくまで正常に機能するものだけを指す．停滞，変性，代謝異常を起こして正常な生理機能を果たせなくなった津液由来の病理産物を痰飲と呼ぶ．厳密には，痰または飲で意味合いが少し異なるものを指したりするのであるが，エキス剤を主に用いる日本の漢方診療では，あまりこれらの区別に意味がないので，痰飲と一括して考えていただければよい．つまり，元は津液であるが，生理機能を果たせなくなり，気血や津液の順調な流通や機能を障害する病理産物と化してしまい，様々な症状の原因になりうるのが痰飲である．痰飲が存在して症状が現れている場合は，化痰・祛痰という治療法をとらなくてはならない．水毒（水の異常）であれば，水の分布異常だけで変性した病理産物と化していないかもしれないので，治療は利水でよい可能性がある．つまり，流動を促して均衡を図る利水と，病理産物の存在を意識してこれを消し去る化痰・祛痰とは，選ぶ処方が異なってくるのである[1]．

　利水を主とした利水剤の代表は五苓散である．利水剤には一般的に茯苓，沢瀉，猪苓などの利水作用をもつ生薬が含まれる．五苓散の他に猪苓湯，防已黄耆湯などが利水剤に該当する．近年，細胞レベルで水分子の移動を調整するアクアポリンに作用することが明らかになった五苓散であるが，これが伝統的な利水という効能と関連していることが示唆されている[2]．したがって，唾液が多い場合にも利水という観点から選択肢の一つになりうる可能性はあるが，利水だけでは病理産物には対応しきれないことが多い．

　半夏や陳皮などの祛痰作用をもつ生薬を主な構成に含み，祛痰・化痰の作用を目的とした方剤群を祛痰剤と呼ぶが，その代表は二陳湯である．他に耳鼻咽喉科領域でよく用いられるものとして，苓甘姜味辛夏仁湯が祛痰剤に該当する．二陳湯は単独で使われることはやや少ない処方であるが，祛痰・化痰作用を意図してその基本構成が他の処方に組み込まれていることが少なくない．二陳湯の構成生薬は，半夏・陳皮・茯苓・生姜・甘草であるが，苓甘姜味辛夏仁湯には，その名にあるように茯苓・甘草・乾姜（生姜）・半夏が含まれている．すなわち二陳湯の構成生薬のうち，陳皮を除いたものが含まれている．苓甘姜味辛夏仁湯は，小青竜湯を用いるような症例で，エフェドリンなどを含む麻黄の使用を避けたいときの代替選択として挙げられることが多い処方であるが，小青竜湯も本来は化痰を意図した配合になっており，半夏・乾姜（生姜）・甘草が二陳湯と共通する．呼吸器疾患の罹患後などで咳や痰が長引く場合によく用いられる竹筎温胆湯も，二陳湯の構成をすべて含んでいるが，長引く咳や痰を痰飲と置き換えればその配合理由も納得できるであろう．また，胃腸症状や食欲不振によく用いられる六君子湯も，四君子湯と二陳湯を合わせた構成であることはよく知られているが，胃腸を調整して気を益す四君子湯に，消化管に溜まってしまった痰飲を取り除く二陳湯が加わることで，より気の巡りや津液（水）の代謝促進を意図した配合なのである．したがって，唾液などが多くて口がねばつくという場合には，消化管や呼吸器（耳鼻咽喉領域を含む）に

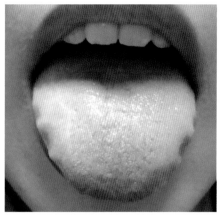

図 1. 痰飲を示唆する舌

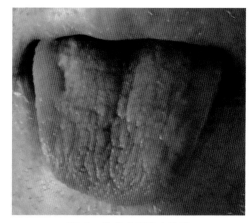

図 2. 陰虚を示唆する舌

ある痰飲の存在を意識して，化痰・祛痰の力をもつ処方を用いるとよいことが多い．すなわち二陳湯，苓甘姜味辛夏仁湯，竹筎温胆湯といった処方のほか，病態に合わせて小青竜湯に二陳湯を合方するとか，六君子湯に二陳湯を上乗せするなどの方法がよいと思われる．

2．陰　虚

　一方，唾液が少なく，口腔内が乾燥しがちなために口がねばつくという場合もある．この場合は，中医学の"陰虚"という概念を知っておいていただくとよいと思われる．日本漢方では陰虚証という呼び方で，体質を判断することがある．これは，体格が華奢な傾向があり，元気がなく，病的反応が乏しく（たとえば感染症にかかっても高熱が出ずにただ体調が悪くなるなど），代謝なども悪い体質傾向を指す呼称であるが，中医学の陰虚は全く異なる概念であるので注意していただきたい．陰虚というのは，陰液が不足（虚）している病態のことを指す．すなわち，陰虚証は病的反応に乏しい体質の分類であり，陰虚というのは陰液不足を起こした病態の分類であるから，そもそも同じものを指していないのである．

　陰液とはなにかというと，気血津液のうちの血と津液を含んだ体液成分全体のことである．したがって，陰虚を現代医学的にイメージするなら，粘液分泌能力をもつ細胞などがなんらかの原因によって機能低下を起こし，血流不足も伴って標的器官や皮膚粘膜などが十分に滋潤栄養されず，ときに萎縮してしまうような状態を想起していただ

きたい．具体的には，シェーグレン症候群に伴って唾液腺からの唾液分泌量が減少して引き起こされる口腔乾燥などが陰虚の一つと考えられる．さらに，シェーグレン症候群では鼻粘膜乾燥の訴えをみることもある．したがって，口が渇くことも鼻が乾くことも，陰液を補って治療していくことが多いことになる．

　このように問診で聴取される訴えは痰飲や陰虚の病態を推測するために重要であるが，非常に重要な脈診は耳鼻咽喉科では取りづらいのが現状であろう．一方，口中を観察することは容易だと思われるため，舌の所見を参考にして判断するとよい（図1，2）．

　シェーグレン症候群の口腔・鼻腔乾燥によく用いられているのが，麦門冬湯である．耳鼻咽喉科領域であれば，気管支炎などの咳嗽に用いる鎮咳薬というイメージをもっている読者も多いかもしれないが，本来は治燥剤といって，乾燥病態を治すのが主である処方群の一つとされる．麦門冬湯は降逆化痰・生津益胃という効能をもっているとされ，過剰に上方に上がってしまった気を下げ，病理産物の痰飲を取り除き，津液の生成を図って胃や肺の陰虚を治す力がある．したがって，痰の切れにくい乾性咳嗽を引き起こす呼吸器疾患に用いられることが多いのであるが，この津液生成の効能によって，口腔乾燥症状や鼻粘膜乾燥症状に応用することができるのである．シェーグレン症候群の他，口腔乾燥症や向精神薬による口渇に対して麦門冬湯の有効性を報告したものは複数あ

る[3)~9)].

<症例提示>

「口中がねばつく」という訴えに関して，実際の症例を2つ提示してみる.

症例1：60代，男性

高血圧と糖尿病があり治療中であった．1年ほど前から唾液の量が多いような自覚があり，どろっとしてねばつき，飲み込むと嘔吐しそうになるため，しょっちゅう唾液を吐き出したくなるという．耳鼻咽喉科や口腔外科の精査でも異常はなく，精神科も受診したが改善なかったという．食欲・便通に問題なし．脈は渋脈，舌は淡紅色で白苔が目立ち，歯痕も伴っていた．腹部はやや力なく，心下痞硬と小腹不仁を認めた．複数の方剤を処方したが奏効せず，痰飲であることは間違いないだろうと竹筎温胆湯を処方したところ急に改善があり，唾液がほとんど気にならなくなっていき軽快した.

症例2：50代，男性

1年半前から唾液に苦みや酸っぱさなどの変な味がするようになり，口中がねばついてどろっとする．口唇も糊を塗ったようにねばつくという．しかし，口腔内や口唇はときに乾燥する場合もあり，とにかく口が常に気になるという．はじめは唾液が不足するのかもしれないとして口腔外科を受診したが，シェーグレン症候群は否定的で，やや低亜鉛血症の傾向があるとして亜鉛剤を処方されたものの改善が全くない．結果的に唾液の分泌も十分あると診断されており，漢方薬局で複数の処方を試したがどれも効果がなかった．高血圧，また軽度うつ状態として加療を受けている．腹力は弱めで下腹部は特に力がない．脈は幅がありやや滑を呈する．舌は白い膩苔を伴っているが，濃淡があって不整，背景の色は紅であるが全体には潤った感じがある．ストレス負荷や季節に左右され，夏場はどろっと感じることが多く，冬場は乾燥しがちな傾向があった．津液のバランスが悪く，陰虚と痰飲の併存が疑われた．麦門冬湯と二

陳湯を重ねたところ，よほどストレスがかかって体調が悪いとき以外はほとんど気にならないようになった.

副鼻腔炎ではなく，抗アレルギー薬も無効な後鼻漏（慢性後鼻漏症候群）

実際に後鼻漏がある場合と，耳鼻咽喉科的には異常は認めず，自覚症状としてしつこく後鼻漏"感"を訴える症例があるように思う．後鼻漏が実際にあるかないかにかかわらず，先の痰飲や陰虚の概念を念頭に置くと対処できる可能性がある．患者が後鼻漏として口から喀出されるものの性状がさらさらして色がないか色が薄い場合と，黄色や緑がかった粘稠を示す場合，あるいは鼻咽喉にかけて熱感を伴うと訴える場合や，鼻奥の乾燥感といったような，実際は後鼻漏がないにもかかわらず矛盾した訴えを伴う場合で，それぞれ対応の方法が変わってくる．分泌物の性状がさらさらして色も薄めの場合は，痰飲の中でも寒痰であることが示唆される．特に，秋冬の寒い季節や，寒冷環境に置かれた時に増悪する症状であれば寒痰である．これには温めてやる必要があり，小青竜湯に二陳湯を加えた処方がもっとも優先されるように考える．小青竜湯は前述したように二陳湯の一部を構成に含んでいるが，他に麻黄や桂皮，乾姜などが含まれていることから温肺化痰という性質を基本骨格に有している処方である．葛根湯加川芎辛夷も，葛根湯という辛温解表（温めて病邪を発散する）の効能を中心にして，さらに通竅（ここでは鼻腔の通りをよくする）作用を高めるため川芎と辛夷を追加したものであり，これに化痰の二陳湯を加えることでも，寒痰に対して臨床上応用できる．このように，漢方では症状の寒熱と，処方のもつ寒熱に対する力の双方を考慮する特徴があるので，西洋医学的な病名だけに頼って処方すると，かえって悪化させてしまう可能性があり注意が必要である．加えて，耳鼻咽喉科医であれば，実際に観察できる鼻咽頭粘膜の色が白っぽい場合は寒，赤みが強い場合は熱と判断するのも定石で

ある．喀出される分泌物が黄色や緑など濃い色を示し粘稠度も高い場合は，熱痰である可能性が示唆されるので，その際は涼性の性質をもった処方で対応しなければならない．辛夷清肺湯が代表となる．辛夷清肺湯には潤肺化痰，清熱解毒の効能があるとされ，熱を冷ましつつ痰飲を去る作用と解釈できる．つまり，先の小青竜湯や葛根湯加川芎辛夷とは方向性が反対であるため，寒痰ではなく熱痰に対する処方となる．他に，荊芥連翹湯は温性の生薬も含んでいるが，全体では涼性であり，熱毒に対応する処方で，熱っぽい訴えのある後鼻漏感に応用できることがある．荊芥連翹湯は血の不足した血虚を背景にもつ病態を想定した構成となっていることも特徴的である．しかしながら，臨床的に寒痰と熱痰がはっきり区別できず，混在するような病態も当然存在するため，温性と涼性を併せ持つ処方もあれば，合方（別の処方を合わせる）してさじ加減を調整する必要がある．たとえば，温性の葛根湯や小青竜湯に涼性の桔梗石膏エキスを加えるといった工夫である．後鼻漏と乾燥を訴える場合は，陰虚の要素を考慮する必要がある．また，慢性化した病態は瘀血と捉えることも漢方では基本であり，桂枝茯苓丸などの駆瘀血剤（活血化瘀剤）を併用しないと改善できない例もしばしば経験する．

＜症例提示＞

慢性的に後鼻漏を訴えた，いずれも70代男性の症例を3つ提示する．

症例1：70代，男性

主訴は後鼻漏と鼻閉．20代の頃から副鼻腔炎としてずっと後鼻漏があるという．耳鼻咽喉科的にはすでに副鼻腔炎とはいえない状況とされるが，10年ほど前から強く希望して荊芥連翹湯を処方してもらっているという．鼻や頬の周囲に熱感を感じるが，後鼻漏を喀出すると白濁したさらさらの分泌物が出るだけで，黄色や緑色にはならないという．舌には分厚い白滑膩苔を認め，脈は滑脈で腹力は強い．他院からの荊芥連翹湯は継続として，葛根湯加川芎辛夷に桔梗石膏を重ねて処方し

たところ，熱感が減り，鼻閉もなくなり調子が非常によくなった．

症例2：70代，男性

黄色がかった粘り気のある鼻水と後鼻漏，鼻閉感，熱感を訴えるが，副鼻腔炎，アレルギーの関与は否定されている．起床時だけさらさらの透明の鼻汁が出ることがあり，何年も困っている症状だという．舌には黄色がかった膩苔が目立つ．辛夷清肺湯に桂枝茯苓丸を合わせ，鼻閉や後鼻漏，熱感は軽快したが，起床時の鼻水がまだ残るという．朝のみ越婢加朮湯を1包追加する組み合わせとしたところ，さらさらな鼻汁も軽快した．越婢加朮湯は涼性で津液を増す石膏を含むが，全体で利水の作用をもつため，鼻汁に対して追加したものである．

症例3：70代，男性

咽頭下部に痰のひっかかるような感覚，後鼻漏感覚が持続する症例．耳鼻咽喉科を複数か所受診したところ，ようやく副鼻腔炎の可能性を示唆され，西洋医学的な治療を受けたが，画像を含む検査所見は改善して完治したと判断されても，1年近く自覚症状が消失しないとして漢方治療を希望した．痰や後鼻漏は喀出しようとしても排出されないので性状は不明である．身体症状として他に，泥状の下痢や腹痛がよくみられるという．周囲から神経質な性格を指摘されていて，鼻咽頭の不快感は明らかにストレスで悪化するようであった．脈は滑，やや紅い舌で，白膩苔を伴う．腹力はやや強く，大動脈拍動を広範囲に触れた．まず半夏厚朴湯を処方したが改善なく，辛夷清肺湯に変更した．少しよくなったが，他に下痢や腹痛もあるということで，平胃散を追加して処方したところ，咽頭症状も下痢腹痛も改善した．平胃散は胃のもたれや消化不良に用いることが多い処方であるが，気や水の停滞により消化管での水分代謝がうまくいかない状態を改善させる，理気化痰の力をもつ．この症例は背景に消化管能力低下によ

る痰飲が存在したものと考えられる.

鼻が乾く・違和感がある

「鼻がむずむず，もぞもぞと違和感がある」というが，耳鼻咽喉科的には異常が認められないという症例を過去に経験したことがある.

＜症例提示＞

症例 1：30 代，女性

遺伝的な眼疾患をもち，強迫神経症を示唆するような背景のある方で，20 代の頃にとある老人の臭いをかいだ時から嗅覚過敏があり，マスクを常につけていないと暮らせないという. 耳鼻咽喉科的に鼻腔所見に異常を認めず，吸入アレルゲンを含む各種アレルギー検査ではすべて陰性であった. 小柄で華奢な女性で，首から上のほてり感を訴える以外は問診ではあまり該当するものがなかった. 脈は細で，腹部の緊張が非常に強かった. いくつかの処方を試したが奏効せず，六味丸，参蘇飲，立効散を重ねたときにやっと症状の改善がみられた. 手根管症候群による症状のために漢方処方を変更した際に，鼻の違和感が悪化したことから，先の処方の組み合わせがよかったことが経過中確認された. 六味丸は鼻腔不快感，ほてりや細脈などから陰虚を想定して投与した. 六味丸は腎陰虚に対する処方であり，陰虚からくるほてりに用いることがある. 参蘇飲は感冒の処方としてしか認識されていない傾向があるが，気を調整し痰飲を取り去る力をもつ処方で，気の不足と停滞および痰飲の存在に対して用いられる. いわゆる五臓六腑の肺は，鼻腔や気道を含む機能ユニットを指しているが，もともと肺にある痰飲に加え，外部からの刺激で肺の気がうまく流れないことにより，鼻腔の違和感が起こってしまったと想定したのである. 立効散は通常は歯痛の処方である. 配合される細辛，防風，升麻は止痛作用があり，特に頭部の痛みに応用できるので，歯痛の他に口腔痛や頭痛に使われることがある. 鼻の違和感をそのような疼痛と見立てた苦し紛れの処方であるが，これらを合わせたことで長期にわたって症状

が比較的安定したので，参考として提示した. 基本的に鼻が乾く，というのは粘膜乾燥とみて陰虚を基本に考えるのがよいと思われるが，不可思議な訴えが長期続く場合には，背景に痰飲の存在を意識することも多い.

耳性めまいではない慢性のふらつき

「めまい」の漢方治療の題目で他の先生が書かれているところと重複する内容もあるかもしれないが，「耳性めまいではない慢性のふらつき」に関して私見を述べてみたい. このような訴えをもつ非常に難治な例を多く経験する. そもそもの加齢に伴って自律神経などのバランスが崩れてふらつき感を慢性的に感じる患者は，漢方外来を受診することも稀ではない. 様々な検査を受けても特に診断がなされず，原因のわからない不安から，その症状が増悪する場合もあれば，背景に心理的・精神的問題を抱えている患者が含まれていることも多い. たとえば，大病を経験して健康不安を抱えているとか，地震を経験してそのショックから不安で常に揺れているような感覚を訴える場合や，対人トラブルで恐怖を感じ，それから脚に力が入らなくてふらつくなどと訴える患者などである. 抑うつやパニック障害の既往，また過換気症候群を起こしやすいような精神不安のある患者の場合は，精神科で治療を受けつつも，改善しないふらつきや浮動感を訴える場合も少なくない. いわゆる心因性めまいとされるものは，回転性のめまいでなく浮動感を訴えがちである. 基本的に難治であるが，漢方が有効な場合も経験する. そのような例を数例提示してみる.

＜症例提示＞

症例 1：60 代，女性

40 代から更年期症候群，自律神経失調症として抗不安薬を処方されている症例. 2 年ほど前から降圧薬内服でも血圧が安定せず，しょっちゅう頭がふわふわして，光や音に過敏になり気分が悪くなるという. 気分不良時には抗不安薬を飲むよう処方医から指示されていて効果はあるものの，服

用回数が多いために漢方治療を希望したという．寒がりで疲れやすく，息切れ，動悸，憂うつ感がある．二便に異常なく，脈や舌は割愛するが，腹診では胸脇苦満を認めた．加味帰脾湯を処方したところ，1か月を過ぎたころから，ふらつきや気分が楽になり，外出もしやすくなり，抗不安薬の頓服も回数が減少した．加味帰脾湯は帰脾湯に山梔子，柴胡を加えたものである．帰脾湯は気も血も補う気血双補剤と考えられるが，人参と黄耆を含んでおり，いわゆる参耆剤と呼ばれるものである．したがって，元気がない患者に用いることが多い．帰脾湯を用いるような患者で，精神的にさらに不安定さがあり，のぼせやふらつきなど身体の上部に症状を訴える場合に，熱をとる清熱の山梔子と，気の動きを調整する柴胡を加えた加味帰脾湯を選択する場合がある．上記の症例は，長期に服用を希望したために，腸間膜静脈硬化症のリスクを考慮して山梔子の投与量蓄積を避ける目的で，途中から加味帰脾湯から帰脾湯に変更したが，その後も症状の増悪は認めなかった．

症例 2：60 代，男性

　糖尿病の内服治療を受けている．半年前から頭がフワッとする浮動感がある．頭部画像検索などを受けても異常は認められなかった．1か月前に後頸部から肩にかけて違和感，倦怠感がみられて以降，その症状も持続するとして，さらに複数の病院で検査を受けたが，原因は不明だった．眼瞼痙攣も伴うという．これらの諸症状は，抗不安薬である程度緩和されるが，十分ではないとして漢方治療を希望した．脈は沈弱，舌は胖大で暗調，苔はあまりなく，歯痕を伴う．腹力は中等度，軽度の小腹不仁をみる．肝血虚に伴う肝風内動によって引き起こされた身体上部の症状と考えられたため，釣藤散を処方したところ，浮動感，眼瞼痙攣，後頸部や肩の違和感いずれも改善した．肝風内動とは，身体の内部で一種の気の乱れが起き，遊走性で変化しやすい風のようにめまいや震え，けいれんなどを引き起こす病態のことであ

る．釣藤散は中年以降でいわゆる神経症的背景があり，頭痛やめまい，肩こりなどを訴える場合によく用いられる．

症例 3：70 代，女性

　ふらつき事例である．高血圧と糖尿病の治療中．原因不明のふらつきを主訴に，漢方治療を希望した．転倒はしないが，歩くときに酔っ払いのようにふらつくという．神経学的，画像検索などで異常は認められず，加齢に伴うものとされた．精神的に不安定で，テレビなどで病気のことを見聞きすると，すぐその病気ではないか心配になる．心臓とも頭ともいえず，拍動がするという．腹痛がよく起こり，排便すると痛みが改善するが，少し食べ過ぎると必ず下痢になる．腹力はあり，小腹不仁が認められた．脈は充実しており，舌はやや紅色，浅い裂紋が複数みられた．半夏瀉心湯を処方すると，これら諸症状は改善した．半夏瀉心湯は，ふらつきを目標に用いられることは少ないと思われるかもしれないが，江戸時代の医師，原南陽の『叢桂亭医事小言』に，めまいや動悸がある労瘵（結核などの肺病や神経症）で，常に舟に乗ったような感じがして心煩（心が落ち着かない）する場合は半夏瀉心湯がよい，という内容のことが記載されている[10]．この症例は精神不安を背景に，舟に乗ったような（酔っ払いのような）ふらつきや動悸，過剰な心配，腹痛・下痢といった消化器症状などを呈しており，半夏瀉心湯だけですべての症状が軽快したものである．時に古典の記載を参考にすることで，解決の糸口がみえることがある．

おわりに

　以上，耳鼻咽喉科領域で遭遇する標準的な治療法が存在しない不定愁訴として，知っておきたい漢方治療について述べた．一部に，ラジオ NIKKEI の漢方トゥデイで紹介した症例と重複があることをご了承いただきたい．日常臨床のご参考となれば幸いである．

文　献

1) 髙村光幸：証スクリプトで学ぶこどものための漢方メソッド．金芳堂, 2022.

2) Shimizu T, Murakami K, Matsumoto C, et al：Goreisan alleviates cerebral edema：Possibility of its involvement in inhibiting aquaporin-4 function. Tradit Kampo Med, **10**(2)：168-176, 2023.
    Summary　マウス水中毒モデルに対して, 五苓散末投与群では, コントロール群に比較して脳水分含量の増加が抑制され, 生存率が改善された.

3) 西澤芳男, 西澤恭子, 吉岡二三ほか：原発性シェーグレン症候群乾燥症状改善効果に関する長期, 無作為比較試験. 漢方薬, 麦門冬湯とBromhexine hydrochloride の効果比較試験. 日唾液腺会誌, **43**：62-66, 2002.
    Summary　唾液分泌量は麦門冬湯群で有意に増加量が多かった. 涙液分泌量は麦門冬湯群のみで有意に増加, 乾燥症状は麦門冬湯群でのみ改善した.

4) 西澤芳男, 西澤恭子, 吉岡二三ほか：原発性シェーグレン症候群唾液分泌能改善効果に対する前向き, 多施設無作為2重盲検試験. 日唾液腺会誌, **45**：66-74, 2004.

5) 大野修嗣：免疫疾患の漢方薬RCT　シェーグレン症候群の唾液分泌障害に対する漢方薬治療の効果. 漢方と最新治療, **15**：134-140, 2006.

6) 大野修嗣, 鈴木輝彦, 土肥　豊：シェーグレン症候群に対する麦門冬湯の東洋医学的検討. 和漢医薬会誌, **3**：422-423, 1986.

7) 後藤　眞：シェーグレン症候群の漢方治療. 現代東洋医学, **15**(1)：177-179, 1994.

8) 柊　光一, 澤木修二：乾燥感を伴った咽喉頭異常感症に対する柴朴湯と麦門冬湯の治療成績. 口咽科, **2**(2)：67-72, 1990.

9) 岡本芳文, 岡田康太郎, 高橋栄司：向精神薬による口乾に対する五苓散, 麦門冬湯の効果. 日東医誌, **43**(5)：92, 1993.
    Summary　向精神薬服用後に口渇や口乾を訴えた37例に五苓散または麦門冬湯を投与して検討. 麦門冬湯は口渇に対しての改善率47.1%, 口乾に対して59.1%.

10) 原　南陽：近世漢方医学書集成18　叢桂亭医事小言(オンデマンド版). 名著出版, 2011.

FAX による注文・住所変更届け

改定：2024 年 1 月

毎度ご購読いただきましてありがとうございます．

読者の皆様方に弊社の本をより確実にお届けさせていただくために，FAX でのご注文・住所変更届けを受けつけております．この機会に是非ご利用ください．

◎ご利用方法

FAX 専用注文書・住所変更届けは，そのまま切り離して FAX 用紙としてご利用ください．また，注文の場合手続き終了後，ご購入商品と郵便振替用紙を同封してお送りいたします．**代金が税込 5,000 円をこえる場合，代金引換便とさせて頂きます．**その他，申し込み・変更届けの方法は電話，郵便はがきも同様です．

◎代金引換について

代金が税込 5,000 円をこえる場合，代金引換とさせて頂きます．配達員が商品をお届けした際に，現金またはクレジットカード・デビットカードにて代金を配達員にお支払い下さい(本の代金＋消費税＋送料)．(※年間定期購読と同時に 5,000 円をこえるご注文を頂いた場合は代金引換とはなりません．郵便振替用紙を同封して発送いたします．代金後払いという形になります．送料は，定期購読を含むご注文の場合は弊社が負担します)

◎年間定期購読のお申し込みについて

年間定期購読は，1 年分を前金で頂いておりますため，代金引換とはなりません．郵便振替用紙を本と同封または別送いたします．送料弊社負担，また何月号からでもお申込み頂けます．

毎年末，次年度定期購読のご案内をお送りいたしますので，定期購読更新のお手間が非常に少なく済みます．

◎住所変更届けについて

年間購読をお申し込みされております方は，その期間中お届け先が変更します際，必ずご連絡下さいますようよろしくお願い致します．

◎取消，変更について

取消，変更につきましては，お早めに FAX，お電話でお知らせ下さい．

返品は，原則として受けつけておりませんが，返品の場合の郵送料はお客様負担とさせていただきます．その際は必ず弊社へご連絡ください．

◎ご送本について

ご送本につきましては，ご注文がありましてから約 1 週間前後とみていただきたいと思います．

◎個人情報の利用目的

お客様から収集させていただいた個人情報，ご注文情報は本サービスを提供する目的(本の発送，ご注文内容の確認，問い合わせに対しての回答等)以外には利用することはございません．

その他，ご不明な点は弊社までご連絡ください．

株式会社 全日本病院出版会　〒113-0033 東京都文京区本郷 3-16-4-7 F
電話 03(5689)5989　FAX03(5689)8030　郵便振替口座 00160-9-58753

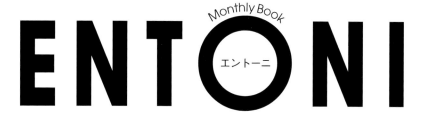

年　月　日

FAX 専用注文書

「Monthly Book ENTONI」誌のご注文の際は，このFAX専用注文書もご利用頂けます．また電話でのお申し込みも受け付けております．毎月確実に入手したい方には年間購読申し込みをお勧めいたします．また各号1冊からの注文もできますので，お気軽にお問い合わせください．

バックナンバー合計
5,000円以上のご注文
は代金引換発送

―お問い合わせ先―
㈱全日本病院出版会 営業部
電話 03(5689)5989　　FAX 03(5689)8030

□**年間定期購読申し込み　No.　　から**

□**バックナンバー申し込み**

No.	－	冊	No.	－	冊	No.	－	冊	No.	－	冊
No.	－	冊	No.	－	冊	No.	－	冊	No.	－	冊
No.	－	冊	No.	－	冊	No.	－	冊	No.	－	冊
No.	－	冊	No.	－	冊	No.	－	冊	No.	－	冊

□**他誌ご注文**

	冊		冊

お名前	フリガナ 　　　　　　　　　　　　　　　　　㊞	電話番号
ご送付先	〒　　　－ □自宅　　□お勤め先	

領収書　無 ・ 有　（宛名：　　　　　　　　　　　　　　）

FAX 03-5689-8030 全日本病院出版会行

年　月　日

住 所 変 更 届 け

お 名 前	フリガナ	
お客様番号		毎回お送りしています封筒のお名前の右上に印字されております8ケタの番号をご記入下さい。
新お届け先	〒　　　　都道府県	
新電話番号	（　　　）	
変更日付	年　月　日より	月号より
旧お届け先	〒	

※ 年間購読を注文されております雑誌・書籍名に✓を付けて下さい。

☐ Monthly Book Orthopaedics （月刊誌）

☐ Monthly Book Derma. （月刊誌）

☐ Monthly Book Medical Rehabilitation （月刊誌）

☐ Monthly Book ENTONI （月刊誌）

☐ PEPARS （月刊誌）

☐ Monthly Book OCULISTA （月刊誌）

FAX 03-5689-8030

全日本病院出版会行

通常号⇒ No.278 まで 本体 2,500 円＋税
　　　　　No.279 以降 本体 2,600 円＋税
※その他のバックナンバー，各目次等
　の詳しい内容は HP
　（www.zenniti.com）をご覧下さい．

編集顧問：	本庄　巌	京都大学名誉教授
	小林　俊光	仙塩利府病院耳科手術センター長
編集主幹：	曾根　三千彦	名古屋大学教授
	香取　幸夫	東北大学教授

No. 297　編集企画：
　小川恵子　広島大学病院漢方診療センター教授

Monthly Book ENTONI No. 297

2024 年 5 月 15 日発行（毎月 1 回 15 日発行）

定価は表紙に表示してあります.

Printed in Japan

© ZEN・NIHONBYOIN・SHUPPANKAI, 2024

発行者　　末　定　広　光
発行所　　株式会社　全日本病院出版会
〒 113-0033 東京都文京区本郷 3 丁目 16 番 4 号 7 階
　　　　電話（03）5689-5989　Fax（03）5689-8030
　　　　郵便振替口座 00160-9-58753

印刷・製本　三報社印刷株式会社　　　電話（03）3637-0005
広告取扱店　株式会社文京メディカル　電話（03）3817-8036